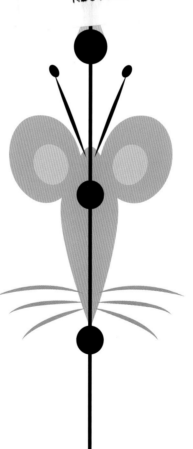

KB170327

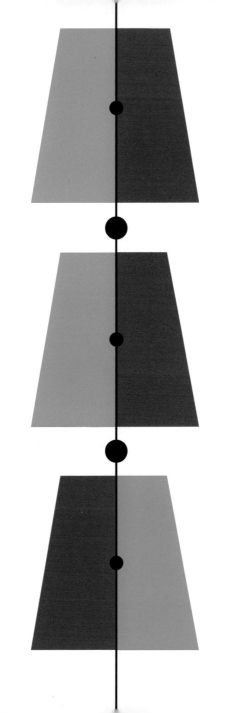

_____ 드림

스마트폰
사용자를 위한

시력
강화
운동

스마트폰 사용자를 위한

시력 강화 운동

경향미디어

"눈이 좋아지면 온몸이 젊어진다."

안티에이징 전문의로서 제가 확신하는 말입니다.

그간 한 번 잃은 시력은 회복되지 않는다고 알려져 왔습니다. 근시는 유전이고 노안은 노화현상이라고 하니 포기할 수밖에 없었지요.

하지만 최근의 연구 결과, 근시는 유전적 요인보다 환경적 요인이 더 크며 노안을 포함한 노화도 관리와 생활습관으로 예방할 수 있다는 사실이 밝혀졌습니다. 그리고 실제로도 많은 환자가 시력을 회복해서 그것이 사실임을 증명해주고 있습니다.

저는 안과에서 의사로서 첫 출발을 했습니다. 매일매일 환자를 진찰하면서 당뇨병 망막증이나 녹내장으로 실명 위기에 처한 환자들이 많다는 사실을 알고 깜짝 놀랐습니다. 그런 질병들은 완치가 어려워 더 일찍 발견했으면 좋았겠다는 아쉬움이 매번 남았습니다. 그간 당연히 보였던 눈이 보이지 않게 된다면 누구에게나 끔찍하고 잔인한 일일 테니까요.

아무리 증상이 가볍더라도 시력 저하는 삶의 질을 위협하는 심각한 문제입니다. 비행기 조종사나 항공관제관처럼 자격 취득에 일정한 정도의 시력이 요구되는 직업은 말할 것도 없고, 어떤 일이든 시력에 따라 업무 내용이나 효율이 달라질 수밖에 없습니다. 일상생활에서도 눈이 나빠서 불편을 겪거나 행동에 제한을 받는 일은 꽤 많습니다.

야구도 축구도 잘하지 못해 따돌림을 당하던 일곱 살 남자아이가 있었습니다. 어느 날 우연히 외상을 입어 진찰하는 과정에서 근시와 난시가 발견되었습니다. 즉시 난시 교정을 받고 눈 트레이닝을 시작하자 맨눈으로도 공놀이를 즐길 수 있게 되었고, 그러자 친구 관계도 회복되었습니다. 알고 보니 눈이 나빠서 공을 잘 보지 못했던 것입니다.

그런가 하면 시력이 회복되자 반 친구들과 똑같이 자리 이동을 할 수 있다고, 그러니까 늘 칠판 앞자리에만 앉지 않아도 된다며 기뻐하는 아이도 있었습니다.

이처럼 눈이 좋아지는 것은 어느 세대에게나 인생이 밝아지는 일이라고 생각합니다.

그 후 피부과, 소화기내과에서 경험을 쌓으며 암이나 알레르기로 고통받는 많은 환자를 접하면서 예방의 중요성을 실감했습니다. 잔병조차도 업무나 공부, 일상생활에 악영향을 미친다는 사실과, 안색이나 피부 증상 등의 겉모습이 성별과 나이에 상관없이 심각한 고민이라는 사실도 다시금 인식했습니다.

의료는 나날이 발전해가고 있습니다. 새로운 발견, 상식을 뒤엎는 데이터, 놀라운 기술들이 잇따라 발표되고, 또 다른 새로운 가설이 탄생하고 있습니다.

흔히 '안티에이징'이라고 하면 피부관리나 모발이식처럼 미용에 관한 것을 먼저 떠올리기 마련입니다. 그 같은 오해가 생긴 데에는 저에게도 책임이 있습니다.

간 질환 치료제에서 태반(플라센타)의 미용 효과를 발견해 오랫동안 연구와 보급에 임해왔고, 언론의 요청에 따라 미용의 관점에서 본 안티에이징을 말해왔기 때문입니다.

하지만 저의 본래 연구 분야는 에이지 매니지먼트이며, 보다 나은 생활습관을 기반으로 한 건강 장수입니다.

여담이지만 불과 몇 년 전까지만 해도 의학계에서는 효과 없다던 콜라겐 음료가 경구 섭취로 인한 혈중 농도의 상승이나 실제 피부 미백 효과가 있다는 논문이 해외 유명 저널에 발표되어 인정받기에 이르렀습니다.

제가 17년 전부터 꾸준히 연구해온 태반을 중심으로 한 안티에이징도 다양한 질병의 메커니즘이 밝혀짐으로써 비로소 전문 영역을 뛰어넘은 횡단적인 종합의료로서, 또한 '궁극의 예방의학'으로 주목받게 되었습니다.

눈이 좋아지고 싶어서 이 책을 읽고 있는 여러분도 눈 트레이닝을 통해 식습관과 운동, 수면과 환경을 다시 한 번 되돌아보기 바랍니다.

암, 심장 질환, 뇌혈관 질환조차 예방과 조기 발견, 조기 치료로 맞설 수 있는 시대입니다. 시력 저하도 발 빠르게 대처하면 회복을 기대할 수 있습니다.

이 책에서 소개하는 눈 트레이닝은 안과 전문의 이무라 나오키 선생님이 테크노 스트레스 증후군 개선을 위해 개발한 '근시 트레이닝'에 안티에이징과 뇌 트레이닝 요소를 더해 새로 고안한 것입니다. 도안을 만든 것은 안과 전문의로 진료와 수술을 하면서 새내기 교육과 시력 회복 프로그램 개발 등에 관여하는 제 동생 하야시다 야스타카입니다. 그렇기 때문에 더 자신 있게 추천합니다.

매일 단 1분의 노력과 작은 의식 개혁으로 당신의 눈은 반드시 좋아질 수 있습니다.

히비노 사와코

① 시력 회복 동물 카드 사용법

초점 조절 능력을 키우는 것이 시력 회복의 핵심입니다.

'시력 회복 동물 카드'는 눈 스트레칭이 되는 원근 운동으로, 꾸준히 여러 번 반복하면 초점 조절 능력을 단련할 수 있습니다.

하루 1분 투자로 시력이 좋아지는 눈 스트레칭, 지금 바로 시작해보세요.

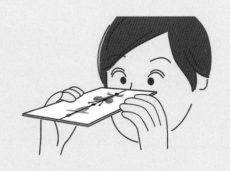

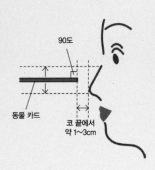

90도

동물 카드

코 끝에서
약 1~3cm

눈 초점이 잘 맞는 위치는 개인마다 다릅니다.

기준은 코의 중앙에서 위아래 1~2cm의 높이이며, 코끝에 바짝 붙이거나, 코끝에서 1~3cm 떨어뜨린 위치입니다.

2 눈의 원근 운동

방법

① 눈동자를 가운데 모아서 '동물 카드'의 맨 앞에 있는 점 ①을 바라본다.

② 점에 초점을 맞춘 상태에서 1초 동안 지그시 응시한다.

③ 점을 ①②③④ 순으로 앞에서 뒤로, 이어서 ⑤⑥⑦⑧ 순으로 뒤에서 앞으로 각각 1초씩 응시한다.

④ ①~⑧을 1세트로 하여 3회 반복한다.

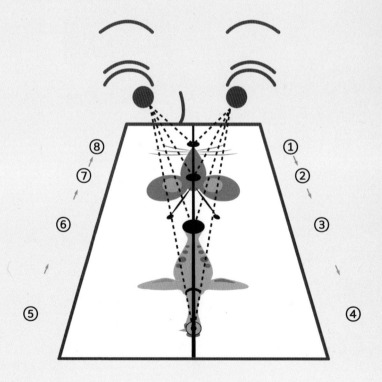

결과

① 동물 카드에 초점을 잘 맞췄을 경우 앞에서 두 번째 점을 바라보면 쥐가
   나비처럼 보입니다.

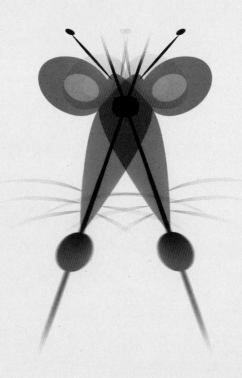

 나비나 새가 보이지 않는다면 초점 조절 능력이 약해졌다는 증거입니다.
아침, 점심, 저녁으로 하루 세 번 눈 트레이닝을 계속하세요.

② 맨 끝의 점을 바라보면 기린이 새로 보입니다.

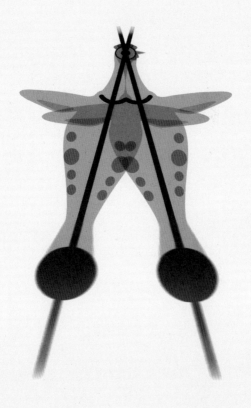

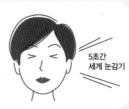

눈이 피곤해지면 약 5초 동안 눈을 감으세요.
질끈 세게 감으면 피로가 더 잘 풀립니다.
평소에도 눈이 피곤할 때마다 해주면 좋습니다.

5초간
세게 눈감기

3 안구의 좌우 운동

방법

① 사다리꼴 카드를 얼굴에서 20cm 정도 떨어뜨린다. 미간 사이에 큰 점(Ⓐ 또는 Ⓑ)이 오도록 한다.

② 세 사다리꼴 중 왼쪽 두 사다리꼴이 겹쳐지도록 응시한다.

③ 빨간색과 파란색이 보다 선명하게 보인다.

④ 다음으로 오른쪽 두 사다리꼴이 겹쳐지도록 눈을 모아서 응시한다.

⑤ 이번에는 사다리꼴이 회색빛으로 보인다.

⑥ 왼쪽 두 사다리꼴과 오른쪽 두 사다리꼴의 사팔뜨기 운동을 1세트로 하여 3회 반복한다. 눈이 피곤해지면 눈을 5초 동안 지그시 감고 휴식한다.

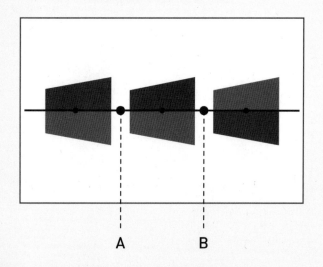

팁 ▶ 검은 점에 초점을 맞추지 말고, 두 사다리꼴을 겹치는 데 집중해보세요.

①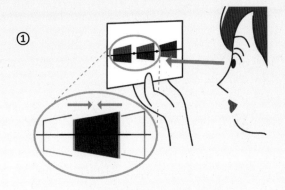

왼쪽의 두 사다리꼴이 겹쳐지도록 응시했다면
사다리꼴은 보다 선명한 빨간색과 파란색이 된다.

②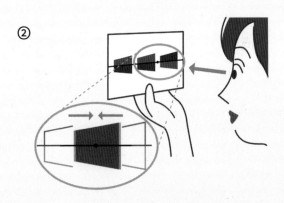

오른쪽의 두 사다리꼴이 겹쳐지도록 응시했다면
회색빛의 사다리꼴로 보인다.

④ 카드가 없을 때

방법

① 검지를 세워 손톱이 눈 사이에 오도록 둔다.
② 동물 카드의 검은 점과 마찬가지로 검지 손톱에 초점을 맞춰 눈동자를 모아 지그시 1초 동안 응시한다.
③ 그림과 같이 팔을 뻗었다 접었다 반복하면서 원근운동을 해본다. 3회 반복한다.

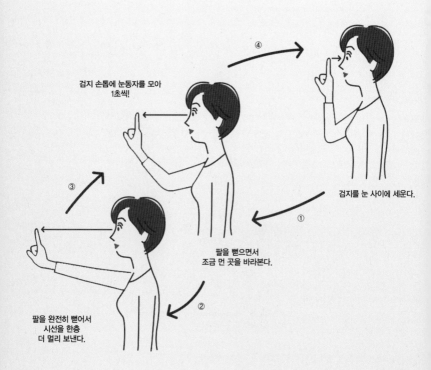

검지 손톱에 눈동자를 모아 1초씩!

검지를 눈 사이에 세운다.

④

①

팔을 뻗으면서 조금 먼 곳을 바라본다.

③

팔을 완전히 뻗어서 시선을 한층 더 멀리 보낸다.

②

"한 번 잃은 시력은 회복되지 않는다."고
포기하고 있지 않나요?
눈에 대한 고민은 병원에 가거나 수술하지 않는 이상
고칠 수 없다고 생각하나요?
그렇지 않습니다.
매우 간단한 '눈 트레이닝'으로
누구나 스스로 시력을 강화할 수 있습니다.
하루에 1분만 투자하면 쉽게 실천할 수 있는
눈 트레이닝, 지금 바로 시작해보세요.

차례

머리말 •4
내 눈 건강 상태 체크하기 •20

제1장 눈의 구조
눈의 구조와 각 부위의 역할 •25
눈에는 산소 공급과 혈액순환이 중요하다 •27
나이가 들면 초점 조절 능력이 약해진다 •30
시력은 회복될 수 있다 •32
눈만 좋아지는 건 아니다 •35
혈액순환이 잘 되면 젊어진다 •39
생활습관을 고치면 눈 트레이닝 효과가 두 배! •42

제2장 시력을 강화시키는 눈 트레이닝
뇌가 없으면 제대로 볼 수 없다 •47
눈과 뇌를 활성화하라 •49
눈 트레이닝 일주일 프로젝트 •53
월요일 — 원근 단어 찾기 •54
화요일 — 사각 나선 트레이스 •56
수요일 — 단어 짚기 •58
목요일 — 빙글빙글 미로 •60
금요일 — 지그재그 트레이스 •62
토요일 — 숫자 찾기 •64
일요일 — 나선 트레이스 •66

제3장 눈 건강에 도움이 되는 새로운 상식 - 음식 편

1 카레는 아침에 먹어라   • 71

2 드립커피보다 인스턴트커피가 좋다   • 73

3 우동보다 메밀국수를 먹자   • 75

4 먹는 순서만 바꿔도 당화 억제할 수 있다   • 77

5 차를 마시면 눈은 더 빛난다   • 79

6 블루베리보다 빌베리가 좋다   • 81

7 술은 하루에 한 잔만 마시자   • 83

8 눈에 좋은 최강 음식은?   • 85

칼럼 1 궁극의 시력 회복 메뉴   • 88

제4장 눈 건강에 도움이 되는 새로운 상식 - 생활 편

9 안경을 쓰면 정말 눈이 나빠질까?   • 93

10 수돗물로 씻으면 눈이 손상된다   • 95

11 눈은 비비지 말고 보습하자   • 97

12 선글라스의 절대조건   • 99

13 낮잠은 30분만 자라   • 101

14 눈을 자주 깜빡거려야 하는 이유   • 103

15 새우등은 시력 악화의 주범이다   • 105

칼럼 2 눈 피로를 풀어주는 찜질 케어   • 108

제5장 눈 건강에 도움이 되는 새로운 상식 – 생활공간 편

16 눈도 마음도 치유하는 관엽식물 · 113

17 조명을 구분해서 사용한다 · 117

18 벽지와 눈의 관계 · 119

19 액정은 내려다보고 밤하늘은 우러러보자 · 121

20 수돗물보다는 정수기 물을 사용하자 · 123

21 커튼은 걷고 자는 게 좋다 · 125

22 머리맡 근처에는 스마트폰을 두지 말자 · 127

칼럼 3 올바른 지압 마사지 · 129

제6장 눈 건강에 도움이 되는 새로운 상식 – 기타

23 약을 많이 먹으면 시력이 나빠질 수 있다 · 135

24 꽃가루 알레르기도 근시의 원인일까? · 137

25 미소는 시력을 회복시켜준다 · 139

26 행복 호르몬으로 눈의 긴장을 풀 수 있다 · 141

27 시력이 약화되면 치매가 올 수 있다 · 143

28 명상은 눈 피로 회복에 좋다 · 145

29 첨단 기술의 시력 회복 렌즈 · 147

30 눈이 젊어지는 주사도 있다 · 149

칼럼 4 저자들의 비밀 습관 5가지 · 151

제7장 꼭 알아두어야 할 눈의 질병

자가진단이 먼저다 · 155

근시 · 157

원시 · 158

난시 · 159

안정피로 · 160

안구건조증 · 161

망막박리 · 162

노안 · 163

백내장 · 165

비문증·광시증 · 166

가령황반변성 · 167

녹내장 · 169

제8장 안과 병원과 의사를 고르는 방법

1년에 한 번은 안저검사를 받자 · 173

주치의를 선택하는 방법 · 176

맺음말 · 178

내 눈 건강 상태 체크하기

먼저 자신의 눈 상태를 정확하게 파악해봅시다.

지금 당신이 눈에 가벼운 피로를 느끼고 있다면 질병이 시작된 것일지도 모릅니다.

다음 항목 중 해당하는 것을 체크해보세요.

해당 사항은 몇 개인가요?

4개 이상이라면 당신 눈에 시력 주의보가 울렸다고 생각하면 됩니다. 특히 문장 끝에 별표(*)가 있는 항목에 체크한 사람은 최대한 빨리 안과에 가서 시력검사와 안저검사를 받아보세요.

다음 문항 중 해당하는 것을 체크하세요.

- □ 저녁이 되면 낮에 보는 것만큼 잘 보이지 않는다.

- □ 작은 글씨를 읽기 어렵다.

- □ 휴대폰으로 글자를 입력할 때 오타가 자주 발생한다.

- □ 눈앞이 안개가 낀 듯 뿌옇고 흐리게 보인다.*

- □ 어깨가 결리고 목이 뻐근하고 가끔 두통이 있다.

- □ 햇빛이나 불빛을 눈부시게 느낀다.

- □ 슬프지도 않은데 눈물이 난다.*

- □ 길을 걷다가 잘 넘어진다.

- □ 가까운 곳을 보다가 먼 곳을 보면 초점이 잘 맞지 않는다.

- □ 독서나 공부 같은 근거리 작업이 불편하다.

- □ 컴퓨터를 매일 4시간 이상 사용한다.

- □ 안경을 벗으면 훨씬 선명하게 보인다.*

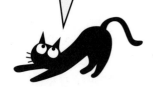

—

제1장

눈의
구조

눈의 구조와
각 부위의 역할

궁극의 눈 트레이닝을 하기에 앞서 눈과 시력의 기본적인 사항부터 알아봅시다.

눈의 표면에는 '각막'이 있고, 그 안쪽에는 '수정체', 더 안쪽에는 '망막'이 있습니다. 수정체는 카메라 렌즈, 망막은 이미지를 비추는 스크린 역할을 합니다. 망막에 비춰진 이미지는 '시신경'을 지나 뇌에 전달되고, 우리는 영상을 인지합니다. 이것이 '눈의 구조'이며, '보이는 원리'입니다.

이 가운데 특히 수정체는 우리가 사물을 볼 때 아주 중요한 역할을 하고 있습니다. 즉 가까운 곳을 볼 때 두꺼워지고, 먼 곳을 볼 때 얇아집니다. 수정체의 두께를 조절하는 것은 '모양체근'이라는 근육입니다.

수정체의 탄력과 모양체의 근력이 잘 보는 것의 핵심입니다.

초점 조절을 담당하는 수정체와 모양체근

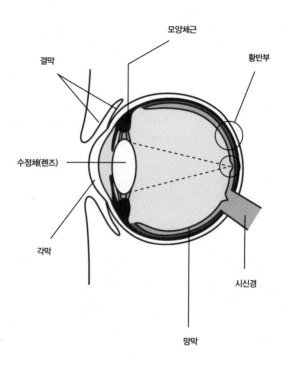

눈에는 산소 공급과 혈액순환이 중요하다

우리가 보고 있는 사물은 눈이라는 다기능 렌즈를 통과한 빛의 정보를 뇌가 경험을 바탕으로 해석한 것입니다. 이 책을 읽고 있는 당신의 눈도 종이에 적힌 글자를 빛으로 받아들이고 그 이미지를 뇌가 읽어내고 있습니다.

알기 쉽게 설명하면 이렇습니다.

먼저 눈에 보이는 모든 것은 빛을 반사하는 특성을 가지고 있습니다. 그렇게 반사된 빛은 각막과 수정체에서 굴절되어 스크린 역할을 하는 망막에 비춰집니다. 이때 보고 있는 것과의 거리에 따라 수정체가 모양체근의 힘을 빌려 두께를 변화시킴으로써 초점을 조절합니다. 즉 수정체의 탄력과 모양체의 근력이 약해지면 선명하게 볼 수 없습니다. 말하자면 초점이 빗나간 상태가 됩니다.

그래도 일단 비춰진 빛의 상은 전기신호로서 시신경에 전달되고 뇌가 영상화합니다.

이와 같이 뇌에 시각 정보를 보내는 눈 속의 다기능 렌즈가 정상적인 역할을 하기 위해서는 반드시 산소가 필요합니다. 눈에 산소가 공급되지 않으면 상처나 염증이 생기기 쉽습니다. 또 수정체의 탄력과 모양체의 근력이 감소하여 근시나 노안 등의 굴절 장애, 조절 장애가 생길 수 있습니다.

산소 투과율이 낮은 콘택트렌즈를 계속해서 사용하거나 만성적인 혈액순환 장애를 일으키는 잘못된 습관은 산소 결핍 상태가 되기 쉬우니 주의해야 합니다.

눈에 산소를 운반하는 역할은 혈관을 타고 흐르는 혈액이 합니다. 그러므로 눈 트레이닝으로 눈 주변의 근육을 풀어 혈액순환을 원활하게 하는 것이 시력 회복의 지름길입니다.

사물은 눈이라는

다기능 렌즈를
통과한 빛의 정보를 뇌가
경험을 바탕으로 해석한 것입니다.

이 책을 읽고 있는 당신의 눈도
종이에 적힌 글자를 빛으로 받아들이고

그 이미지를 뇌가
읽어내고 있습니다.

나이가 들면 초점 조절 능력이 약해진다

빠르면 30대, 대개는 40대부터 겪게 되는 노안은 렌즈 기능의 노화현상입니다. 수정체가 딱딱해지고 모양체근의 근력이 약해짐으로써 초점이 잘 맞지 않는 상태가 되는 것입니다. 초점 조절 능력은 10대를 절정으로 매년 저하된다고 합니다.

조절 능력은 디옵터(D)라는 단위로 표시되는데, 평균적으로 45세 정도까지는 일상생활에 불편함이 없는 약 3D의 조절 능력이 있습니다. 하지만 70세 전후부터 눈의 조절 능력을 완전히 잃는 사람이 많습니다. 그 이후는 노안보다 백내장 등 노화에 따른 질환 위험이 높아집니다.

한편 20대에도 걸리는 스마트폰 노안이라는 증상이 있습니다이는 테크노 스트레스 증후군, VDT 증후군과 마찬가지로 디지털 전

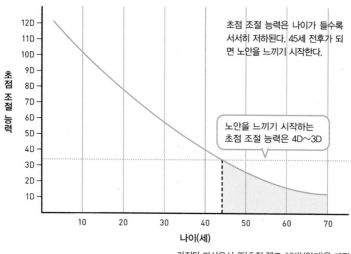

초점 조절 능력의 변화

초점 조절 능력은 나이가 들수록 서서히 저하된다. 45세 전후가 되면 노안을 느끼기 시작한다.

노안을 느끼기 시작하는 초점 조절 능력은 4D~3D

초점 조절 능력

12D
11D
10D
9D
8D
7D
6D
5D
4D
3D
2D
1D

10   20   30   40   50   60   70

나이(세)

가지타 마사요시 〈단초점 렌즈 처방〉(안과)을 개편

자기기의 모니터(액정화면 등)를 가까이서 오래 봄으로써 생기는 스트레스성 장애를 말합니다.

메커니즘은 다르지만 초점이 흐려지는 증상이 노안과 비슷하고, 특히 젊은이들 사이에서 스마트폰 의존이 강해지고 있어 넓은 의미에서 '스마트폰 노안'이라고 불리게 되었습니다.

이 책에 수록한 '시력 회복 동물 카드'의 원조인 근시 트레이닝을 고안한 안과 전문의 이무라 나오키 선생님도 스마트폰 노안은 심각한 안질환일 뿐 아니라 건강과 생활에 다방면으로 악영향을 미친다고 경고하고 있습니다.

시력은 회복될 수 있다

그간 근시든 노안이든 한 번 떨어진 시력은 회복되지 않는다고 알려져 왔습니다. 포기하고 안경이나 콘택트렌즈, 수술 등으로 '교정'하는 선택밖에 없었습니다.

지금도 노안은 자연스러운 노화 증상이니 노안경을 맞추라고 하고 진찰을 끝내는 안과의사도 꽤 많습니다.

물론 고도근시를 포함한 축성근시, 난시, 진행된 노안 등 고치기 어려운 굴절 장애도 있습니다. 하지만 유전, 나이, 시대를 탓하며 포기하기에는 아직 이릅니다.

지금 세계에서는 다양한 연구가 추진되고 있으며, 근시나 노안의 원인도 조금씩 밝혀지고 있습니다. 눈과 뇌의 연동 메커니즘은 물론이고 성인병과의 연관성 등도 명백해져 기초 연구부터 재생의료, 안과 치료법, 시력 교정 도구에 이르기까지 날로 진화를 거

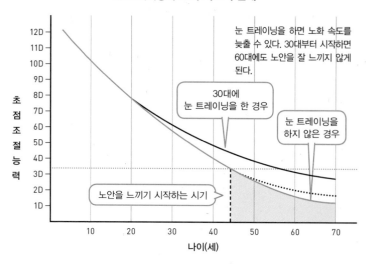

눈 트레이닝과 노화 속도의 관계

눈 트레이닝을 하면 노화 속도를 늦출 수 있다. 30대부터 시작하면 60대에도 노안을 잘 느끼지 않게 된다.

30대에 눈 트레이닝을 한 경우

눈 트레이닝을 하지 않은 경우

노안을 느끼기 시작하는 시기

듭하고 있습니다.

　그리고 이론에 그치지 않고, 눈 트레이닝을 통해 실제로 시력을 회복시킨 사람도 많습니다.

　눈이 좋아지면 삶의 질이 높아지고 인생이 밝아집니다.

　눈 트레이닝에는 부작용이 없습니다.

　일찍 시작할수록 높은 효과를 기대할 수 있습니다.

　오늘부터 당장 시작해보세요!

고도근시를 포함한
축성근시, 난시, 진행된 노안 등
고치기 어려운 굴절 장애도 있습니다.
하지만 유전, 나이, 시대를 탓하며
포기하기에는 아직 이릅니다.
눈 트레이닝을 통해 실제로
시력을 회복시킨 사람도
많습니다.

눈만 좋아지는 건 아니다

저는 지금까지 TV 방송, 책, 강연회 등을 통해 기회 있을 때마다 안티에이징과 눈 트레이닝에 대해 소개해왔습니다. 하야시다 선생님 또한 환자들을 진료하고 새내기 의사들을 가르치고 책도 쓰면서 눈 질환 예방과 눈 관리의 중요성을 알려왔습니다.

감사하게도 반응은 생각보다 좋았습니다. "노안을 고치고 손자에게 책을 읽어줄 수 있게 되었어요.", "안경을 벗으니 꾸미는 맛이 있어요.", "이제는 사람 얼굴을 잘 기억할 수 있어요." 등 눈이 좋아진 것 이상으로 생활이 편해지거나 삶 자체가 풍요로워진 기쁨의 목소리를 들을 수 있었습니다.

그중에는 시력 회복에 관심을 가진 덕에 눈 질환을 발견하고 조기 치료해 수술을 피한 환자도 있었습니다. 역설적이지만, 병원에

갈 필요가 없게 되었다는 것은 의사 입장에서는 참으로 기쁜 일입니다.

여기서 눈 트레이닝으로 시력을 회복한 사람들의 사례를 소개합니다. 단, 효과에는 개인차가 있으니 감안해주세요.

● 59세 남성

제가 감수한 책을 들고 하야시다 선생님의 진찰실을 찾은 이 남성은 "눈 트레이닝을 20일 정도 계속했더니 정말 시력이 좋아져서 지금은 노안경을 거의 사용하지 않게 되었어요."라고 말했다고 합니다.

그가 가지고 있었던 책은 일력식 눈 트레이닝 『기적의 3분 시력 운동 달력』이었습니다. 놀랍게도 그 남성은 노안 초기 단계가 아니었는데도 근거리 시력검사를 했더니 0.9가 나왔습니다.

그런 그는 '앞으로 어떻게 관리하면 좋을지' 알고 싶어 상담을 하러 왔다고 합니다. 일상생활에 지장이 없을 정도까지 시력이 회복되었지만, 더 좋아지기 위한 조언을 얻고자 했습니다.

하야시다 선생님은 필요한 검사를 한 뒤 환자에게 병력과 현재 자각 증상, 생활습관 등을 자세히 듣고 식사와 주거환경에 대한 조언을 했습니다.

결과적으로 이 환자에게는 녹내장 증후가 있어 정밀 검사와 통원치료를 받게 했는데, 지금도 눈 트레이닝을 계속해서 활기찬 생활을 보내고 있다고 합니다.

● **44세 여성**

일주일에 4일간 파트타임으로 데이터 입력 업무를 하는 이 여성은 저녁에 퇴근할 때가 되면 시야가 흐려지고 눈이 나빠진 것을 실감했습니다. 그래서 동네 안경가게에서 안경을 맞췄는데, 우연히 그곳에서 눈 트레이닝에 대해 들었다고 합니다.

이 여성은 바로 인터넷으로 눈 트레이닝에 관한 책을 세 권 사고『최신 '눈 트레이닝' 5가지 방법』의 부록 '초점 조절 카드'를 써 봤습니다. 그랬더니 한 달여 만에 눈의 피로감이 덜해지고 선명하게 보이는 날이 많아졌습니다.

더 큰 효과를 본 것은 초등학교 5학년 어린이였습니다. 학교에서 컴퓨터를 배우면서 인터넷이나 동영상, 게임을 자주 하게 되어 시력이 차츰 떨어지기 시작했는데, 컴퓨터 사용 시간을 줄이고 눈 트레이닝을 했더니 잘 보이지 않던 칠판 글씨가 뒷자리에서도 잘 보이게 되었다고 합니다.

얼마 전 기미와 꽃가루 알레르기 증상으로 상담을 받으러 온 한 환자는 식습관과 생활습관을 개선하고 있어 눈도 분명 좋아질 것으로 보입니다.

그 밖에도 이런 목소리가 나오고 있습니다.

- 지금까지는 안경 없이 못 살았는데 이제는 그 스트레스가 줄었습니다.
- 지금까지 자주 넘어졌던 것이 믿기지 않습니다.
- 함께 사는 손자와 아침마다 '초등학교 신문'을 읽는 것이 삶의 보람입니다.
- 글씨를 크게 키울 수고가 없어져 업무 효율이 확실히 올랐습니다.

부디 당신의 목소리도 들려주세요.

혈액순환이 잘 되면
젊어진다

모양체근을 스트레칭해 초점 조절 능력을 단련하는 '눈 트레이닝'의 가장 큰 핵심은 혈액순환을 향상시키는 것입니다.

눈에 산소와 영양을 공급하여 노폐물을 배출하는 데 도움을 주는 혈액이 원활하게 흐르도록 하는 것이 무엇보다 중요합니다. 근육은 수정체의 수축 운동을 도울 뿐만 아니라 혈액을 보내는 펌프 역할도 합니다.

모두가 알다시피 혈액은 뇌를 비롯해 온몸을 돌아 다양한 조직의 흡수와 대사를 돕습니다.

혈액순환이 좋아지면 다음과 같은 효과를 기대할 수 있습니다.

• 눈 질환이 예방된다.
• 시력이 회복된다.

- 어깨 결림과 두통이 완화된다.

- 피부 보습력과 기초대사량이 높아져 안색이 좋아진다.

- 혈당치가 개선된다.

- 촉촉한 눈동자로 호감도가 상승한다.

- 눈가 주름과 눈 처짐, 다크서클이 해소된다.

- 교감신경과 부교감신경의 균형이 이루어져 정신적으로 안정
  된다.

- 안구 조직이 젊어진다.

- 질 좋은 눈물이 분비된다.

- 선유아세포의 자극으로 콜라겐이 생성된다.

- 건망증이 감소한다.

장점이 많은 눈 트레이닝을 계속해보세요.

'눈 트레이닝'의 가장 큰 핵심은
혈액순환을 향상시키는 것입니다.
눈에 **산소와 영양**을 공급하여
노폐물을 배출하는 데 도움을 주는
혈액이 원활하게 흐르도록 하는 것이
무엇보다 중요합니다.

생활습관을 고치면
눈 트레이닝 효과가 두 배!

눈 주변의 혈액순환을 개선하고, 눈 건강에 대한 관심이 높아지면 식사, 운동, 수면, 스트레스 같은 생활습관에도 무관심하지 못할 것입니다. 생활습관을 바로잡으면 대사증후군이나 당뇨병, 고혈압 같은 성인병 예방 효과도 기대할 수 있습니다.

제가 전문으로 하는 안티에이징이 지향하는 것은 '궁극의 예방의료'입니다. 그런 관점에서 눈 트레이닝은 한 사람이라도 많은 사람이 실천했으면 하는 '헬스 매니지먼트'의 핵심입니다.

최근 "젊어 보이는 사람이 늙어 보이는 사람보다 오래 산다."는 놀라운 연구 데이터가 발표된 바 있습니다. 눈 트레이닝이 외관을 젊어 보이게 하는 효과가 있다는 사실은 이 책을 읽으면 알 수 있을 것입니다.

당신이 눈 트레이닝에 관심을 가지게 되었다면 건강하게 오래 살기 위한 큰 기회를 만난 것입니다.

이 기회에 해로운 생활습관을 바로잡고 눈이 좋아지는 습관을 들여보세요. 오늘보다 내일, 내일보다 10년 후의 인생이 밝아질 것입니다.

눈에 해로운 생활습관

[1] 눈을 혹사시키는 것: 컴퓨터, 스마트폰, TV, 디지털게임 등의 장시간 조작 / 근거리 작업의 장시간 집중 / 잦은 눈 세척, 안약 넣기, 눈 비비기 / 도수가 맞지 않은 안경이나 콘택트렌즈 착용

[2] 환경: 자외선 과다 노출 / 목적에 맞지 않는 조명 / 냉방으로 인한 건조 / 과도한 스트레스

[3] 편식·과식: 지방 및 당의 과잉 섭취 / 채소 섭취 부족 / 과식·결식 / 과음

[4] 운동 부족

[5] 흡연

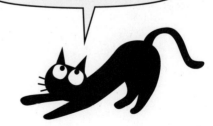

제2장

—

시력을
강화시키는
눈 트레이닝

뇌가 없으면
제대로 볼 수 없다

인간의 신체 오감 중 가장 많은 정보를 모으는 것이 시각입니다. 아직 증명된 것은 아니지만 그 비율은 80~90%라고 합니다. 시각이 생존에 매우 중요한 지각 기능임은 분명합니다.

하지만 사물은 눈으로만 보는 것이 아닙니다. 눈과 뇌가 공동 작업을 해야 볼 수 있습니다. 눈에 의해 모아지고 비춰진 빛의 이미지를 뇌가 과거의 데이터와 조합해 영상화하는 것입니다.

다시 말해 눈과 뇌가 연동하지 않으면 볼 수 없습니다. 그러므로 어느 쪽 기능도 저하시키지 않고 오히려 향상시킬 수 있다면 그야말로 일석이조일 것입니다.

눈과 뇌의 작용은 서로에게 영향을 준다

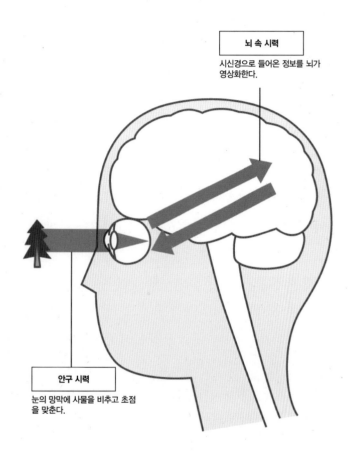

뇌 속 시력

시신경으로 들어온 정보를 뇌가
영상화한다.

안구 시력

눈의 망막에 사물을 비추고 초점
을 맞춘다.

눈과 뇌를
활성화하라

눈에 대해서는 책 전반에 걸쳐서 다루고 있으므로 여기서는 뇌와 시각에 관한 이야기를 해보려고 합니다. 단, 뇌는 저의 전문 영역이 아니므로 간략하게 설명하겠습니다.

먼저, 눈은 얼굴 정면에 붙어 있지만 '뇌 속 시력'을 담당하는 일차 시각 피질은 머리 뒷부분에 있습니다. 이 먼 거리를 순식간에 이동하면서 오른쪽 눈과 왼쪽 눈의 정보를 합쳐 한층 더 다양한 분야에 접속하고 변환합니다.

이처럼 뇌는 시력에 큰 비중을 차지하고 있고, 시각 정보는 다양한 기관과 연결되어 있다는 사실을 알 수 있습니다.

말이 나온 김에 한 가지 더 흥미로운 사실을 말씀드리겠습니다.

뇌 속에서 안구를 오른쪽으로 굴리는 부분은 덧셈을, 왼쪽으로 굴리는 부분은 뺄셈을 맡고 있다는 유명 뇌과학자의 연구 결과입니다. 이 내용을 읽고 나서 역시 눈 트레이닝은 두뇌 트레이닝도 된다는 확신을 가졌습니다.

보고 있는 사물과 실제 사물이 구별된다는 사실을 알고 있나요? 그와 반대로 보지도 않았는데 본 것으로 간주하는 경우도 있습니다.

전자는 배경과 대상물을 구별해서 필요한 정보만을 골라내는 분리 기능입니다.

후자는 예를 들어 "눈 트레이닝은 두뇌에 효가적입니다."나 "스마트픈의 블루라이트는 우리 눈을 위협하고 있습니다."와 같은 잘못된 문장(밑줄 부분은 오타)도 자연스럽게 읽고 이해해버리는 것입니다. 경험에서 비롯한 두뇌의 판별 능력만이 할 수 있는 기술입니다.

한때 폭발적으로 유행했고 지금도 여전히 인기가 많은 '두뇌 트레이닝'은 눈에서 얻은 정보를 뇌가 빨리 정확하게 판단하여 행동(대답)할 수 있도록 훈련하는 눈과 뇌 연동 트레이닝입니다.

한편 '눈 트레이닝'은 눈의 근육을 풀어서 혈액순환을 좋게 함으로써 초점 조절 능력을 향상시키는 이른바 '눈 스트레칭법'으로 고안된 프로그램입니다. 여기에 뇌의 인지 기능과 사고력을 자극하는 요소를 더한 것이 지금부터 소개하는 히비노 & 하야시다식 눈 트레이닝입니다.

뇌과학에서도 눈으로 보고 파악하고 구분하는 뇌 자극을 골고루 사용하는 것이 중요하다고 말합니다. 눈을 움직이면서 감각, 기억, 감정 등 뇌의 다양한 영역을 자극해서 '보는 힘'을 길러보세요.

특히 근거리를 오랫동안 보고 있어야 하는 직업이나 취미를 가진 사람, 스마트폰이나 컴퓨터, 게임기를 많이 사용하는 사람, 대부분의 시간을 실내에서 보내는 사람이라면 꼭 시도해보세요. 가성근시를 가진 어린이와 노안 예비군인 40대도 높은 효과를 기대할 수 있습니다. 실제로 많은 환자의 시력이 기적적으로 회복되었습니다.

하루에 1분만 투자하면 눈과 뇌를 동시에 단련할 수 있습니다. 우선 2주만 한다는 마음으로, 가능하면 오늘부터 꾸준히 실천해보세요. 성과는 반드시 나타납니다.

'두뇌 트레이닝'은 눈에서 얻은
정보를 뇌가 빨리 정확하게 판단하여
행동(대답)할 수 있도록 훈련하는
눈과 뇌 연동 트레이닝입니다.
눈을 움직이면서 감각, 기억, 감정 등
뇌의 다양한 영역을 자극해서
'보는 힘'을 길러보세요.

눈 트레이닝
일주일 프로젝트

...

원근 단어 찾기

두뇌를 활성화한다

방법

이름이나 장소, 좋아하는 말 등 3~6글자의 단어 3개를 정하고 1분 안에 찾아보세요. 시간이 남으면 사자성어도 찾아보세요.

얼굴은 고정한 채 눈동자만 움직이세요. 처음에는 시간이 부족하겠지만 목표 시간 내에 끝낼 수 있도록 조금씩 속도를 올려보세요.

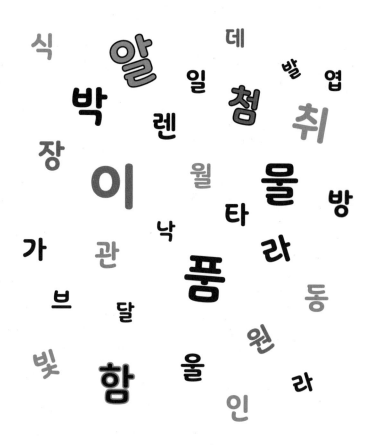

사각 나선 트레이스
초점 유지력과 집중력을 길러준다

방법

정면을 바라보고 얼굴에서 20~30cm 떨어뜨린 지점에 책을 들어주세요. '시작'부터 '끝'까지 눈으로만 선을 좇으세요. '끝'에 도달하면 다시 '시작'을 향해 선을 좇으세요.

얼굴은 고정한 채 선을 따라 눈동자만 움직이세요. 도중에 눈을 떼면 처음부터 다시 시작해야 합니다. 피로 회복과 안구건조증 개선에 도움이 됩니다.

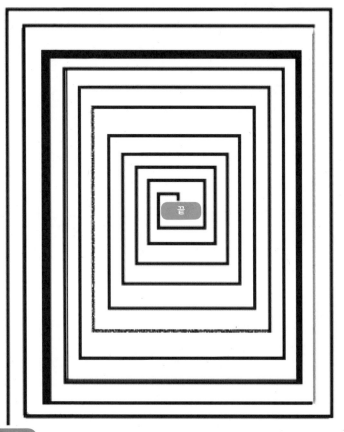

끝

시작

단어 짚기
눈, 뇌, 손가락의 연동으로 인식력을 높인다

방법

단어를 정하고 단어를 순서대로 손가락으로 짚으면서 찾습니다.
예를 들어 '딸기'는 'ㄸ'(쌍자음은 두 번 짚는다)을 엄지로, 'ㅏ'를 검지
로, 'ㄹ'를 중지, 'ㄱ'를 약지, 'ㅣ'를 새끼손가락으로 순서대로 짚
습니다. 1분 동안 반복하세요.

익숙해지면 오른손과 왼손을 바꾸거나 단
어를 여러 개 정하고 해보세요. 얼굴을 움
직이지 않도록 주의하세요.

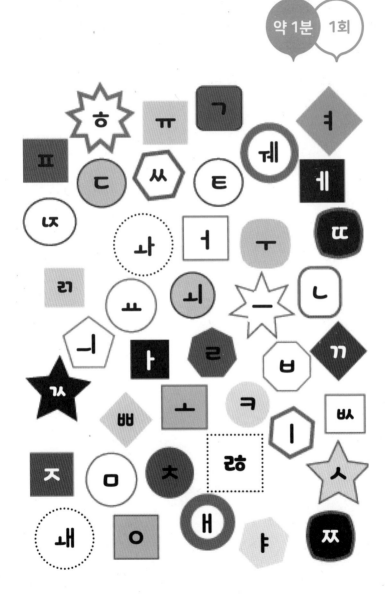

빙글빙글 미로
안구건조증 개선에 도움이 된다

방법

정면을 바라보고 얼굴에서 20~30cm 떨어뜨린 지점에 책을 들어
주세요. '시작'부터 '끝'까지 눈으로만 선을 쫓아가세요. '끝'에 도
달하면 다시 '시작'을 향해 선을 쫓으세요.

얼굴은 고정한 채 선을 따라 눈동자만 움직이세
요. 편도 약 30초가 목표입니다. 어려울 때는 손가
락으로 짚어도 좋아요.

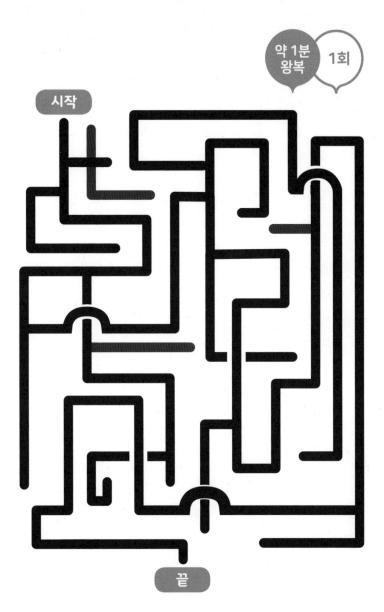

시작

끝

지그재그 트레이스

피로 회복에 좋다

방법

얼굴에서 20~30cm 떨어뜨린 지점에 책을 들어주세요. '시작'부터 '끝'까지 눈으로만 선을 좇으세요. '끝'에 도달하면 다시 '시작'을 향해 선을 좇으세요.

책의 위치를 바꾸거나 확대 복사본을 사용하면 안구가 움직이는 범위가 넓어집니다. 도중에 눈을 떼면 처음부터 다시 시작하세요.

약 20초 왕복 1회

시작 ▼

▼ 끝

숫자 찾기
두뇌를 더욱 강화한다

방법

'1'부터 '31'까지의 숫자를 눈으로만 순서대로 찾아봅시다. 다음에는 가족이나 친구의 생년월일, 우편번호나 전화번호 등 주변 숫자를 떠올려서 찾아보세요.

얼굴은 고정한 채 눈동자만 움직이세요. 처음에는 목표 시간 안에 끝내지 못해도 괜찮아요. 계산식으로 응용하는 방법도 추천합니다.

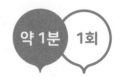

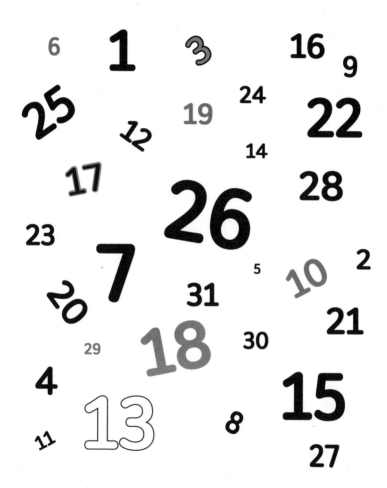

6 1 3 16 9
25 24 19 22
12 14
17 28
26
23 5 2
7 10
20 31 21
29 18 30
4 15
13 8
11 27

65

나선 트레이스
마음이 차분해진다

방법

정면을 바라보고 얼굴에서 20~30cm 떨어뜨린 지점에 책을 들어 주세요. '시작'부터 '끝'까지 눈으로만 선을 좇으세요. '끝'에 도달 하면 다시 '시작'을 향해 선을 좇으세요.

얼굴은 고정한 채 눈동자만 빙글빙글 돌리세요. 빨리 할 수 있게 되면 '천천히'와 '빠르게'로 나눠 서 두 번 왕복하세요.

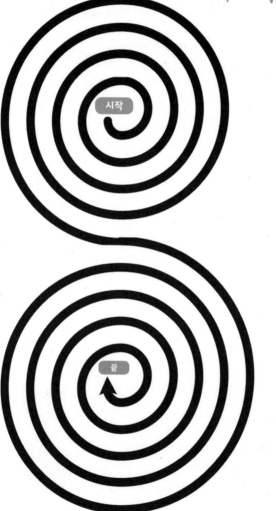

시작

끝

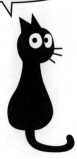

일상생활 속
당연한 것들을
되짚어봅시다.

제3장

—

눈 건강에 도움이 되는
새로운 상식

음식 편

① 카레는 아침에 먹어라

카레는 한방 등에도 사용되는 향신료가 골고루 들어간 '눈의 슈퍼푸드'입니다. 향신료는 소화를 돕고 신진대사를 높이는 힘을 갖고 있습니다. 또한 카레는 뇌 속의 혈류량을 증가시켜 뇌를 활성화시켜 남녀노소 모두에게 추천할 만한 메뉴입니다.

황록색 채소나 어패류처럼 눈에 좋은 재료를 다양하게 넣을 수 있는 점도 매력적입니다. 입맛이 없거나 반찬거리가 마땅치 않을 때는 카레를 선택해서 눈과 뇌에 활기를 불어넣으세요. 활동 전, 즉 아침이나 점심에 먹는 것이 가장 좋습니다.

■ 사프란

얇아진 혈관을 확장시킬 뿐만 아니라 혈액을 정화하는 작용도 있어서 대사와 순환에 탁월한 효과를 기대할 수 있습니다. 노란색

색소를 나타내는 '크로신'에는 중추신경의 활성화와 기억력 향상을 돕는 성분도 들어 있습니다.

■ 터머리크(강황)

주성분인 노란색 색소 '커큐민'에는 간 기능을 높이고 콜레스테롤 수치를 낮추는 효과가 있습니다. 최근에는 항산화 작용과 알츠하이머 치매 예방 효과로 주목받고 있습니다.

■ 카르다몸

교감신경을 자극해서 몸과 마음을 활성화시킵니다. 구취 예방에도 좋습니다.

■ 시나몬(계피)

모세혈관을 강화하여 혈액순환을 향상시키므로 냉증, 기미, 주름 개선에 기여합니다. 또한 혈당 수치를 낮추는 효과와 항균 작용, 정장(整腸) 작용도 합니다.

■ 마늘

자양강장, 면역력 향상, 높은 항균력 등 활력을 주는 대표적인 향신료입니다.

② 드립커피보다 인스턴트커피가 좋다

잠을 깨기 위해 커피를 마시는 사람이 많습니다. 커피에 함유된 카페인의 각성 작용과 강장 효과가 널리 알려져 있기 때문입니다. 적당한 양의 카페인은 피로 경감, 인지와 단기 기억 향상, 집중력 유지에 효과적입니다. 간암과 파킨슨병을 예방할 수 있다는 논문도 다수 발표되고 있습니다.

단, 카페인도 지나치면 독이 됩니다. 과잉섭취하면 중독 증상을 일으킬 뿐만 아니라 탈수증과 위염, 불면증 위험을 높이는 단점도 있습니다. 졸음과 싸워야 하는 상황에서 함유량이 많은 에너지음료 등을 다량으로 마시는 일은 피해야 합니다.

미국 식품의약품국(FDA)은 하루에 약 400g 이상의 카페인을 섭취하지 말도록 정하고 있습니다. 커피로 환산하면 3~4잔입니다(로스팅 상태나 농도, 컵 크기에 따라 달라짐).

그런데 일본 국립암연구센터의 조사에 따르면 커피 3~4잔은 커피를 아예 마시지 않는 사람에 비해 사망률이 24%나 낮다는 사실이 보고되어 있습니다.

이와 관련해서 커피에 풍부하게 포함돼 있는 폴리페놀 '클로로겐산'의 항산화 작용과 항바이러스 활성이 당뇨병과 동맥경화, 암을 예방한다는 보고도 잇따라 나오고 있습니다. 독특한 향(아로마)의 릴랙스 효과나 체지방 분해효소(리파아제)를 활성화시키는 작용도 빼놓을 수 없습니다.

이처럼 다채로운 얼굴을 가진 커피지만, 눈에는 의외로 드립커피보다 인스턴트 커피가 더 좋습니다. 그 이유는 나이아신(비타민 B_3)의 함량 때문입니다. 시신경과 점막의 건강을 지켜주는 나이아신은 열에 강한 특성이 있어 뜨거운 물을 부어도 괜찮습니다.

아로마를 즐기면서 커피를 내리는 것도 좋고, 간편하게 인스턴트 커피를 마시는 것도 좋습니다.

③ 우동보다 메밀국수를 먹자

최근 성인병 환자가 크게 늘고 있는 데다 당질 제한 다이어트 열풍이 불면서 혈당치의 급상승을 어떻게 억제하느냐가 많은 사람의 과제가 되고 있습니다. 특정 보건용 식품이나 음료, 전용 영양제도 불티나게 팔리고 있다고 합니다.

좋아하는 것을 배불리 먹으면서 살도 빼고 질병도 예방하고자 하는 마음은 충분히 이해합니다. 하지만 조금만 생각을 바꾸면 음식을 잘 고르기만 해도 몸에 좋고, 경제적으로도 이로운 식생활을 할 수 있습니다.

중요한 것은 식사로 인한 '산화'와 '당화'를 줄이는 일입니다. 즉 산화를 방지하는 항산화 성분(폴리페놀이나 유산균 등)을 적극적으로 섭취하고, 당화가 적은 식품을 고를 필요가 있습니다.

항산화 성분에 대해서는 다른 페이지에서도 다루므로, 여기서는 '당화'에 착안해서 이야기해보겠습니다.

당화란 단백질과 당이 만나 변성되는 것을 말합니다. 고기를 익히면 붉은색 살이 갈색으로 바뀌고, 설탕물을 졸이면 갈색 캐러멜이 되는 현상이 그것입니다. 한 번 당화가 일어나면 원상태로 되돌릴 수 없습니다. 당화가 진행되면 백내장이나 황반변성 같은 눈의 질병뿐만 아니라 동맥경화 위험도 높아집니다.

당화가 잘 일어나지 않는 음식을 고를 때 참고하면 좋은 것이 혈당지수(Glycemic Index, GI)입니다. 혈당지수란 음식이 체내에서 당으로 바뀌는 속도를 나타내는 지표를 말합니다.

슈퍼나 편의점에서 도시락을 구입할 때도 백미보다는 현미, 밀가루보다는 전립분을 고르면 혈당치의 상승을 완만하게 할 수 있습니다. 면 종류도 우동보다는 파스타, 파스타보다는 메밀국수를 고르는 게 좋겠지요.

특히 메밀국수에는 곡류 중 유일하게 항산화 성분인 '루틴'이 풍부하게 함유되어 있습니다. 모세혈관을 강화하고 탄력을 높이는 효과도 인정받고 있는데, 메밀국수 1인분이면 하루에 필요한 양을 섭취할 수 있습니다. 각막과 망막을 지키는 비타민 B도 풍부하게 포함하고 있는 메밀국수는 눈과 안티에이징에 뛰어난 식품입니다.

④ 먹는 순서만 바꿔도 당화 억제할 수 있다

'당화'를 막기 위한 식이요법 중에는 앞에서 설명한 음식을 고르는 방법뿐 아니라 먹는 순서를 바꾸는 방법도 있습니다. 무조건 혈당지수가 낮은 음식부터 먹기만 하면 됩니다.

혈당지수란 포도당이 체내에서 당으로 바뀌는 속도를 100이라고 할 때 다른 식품의 상승 속도를 상대적으로 표시한 것을 말합니다. 가능한 한 혈당지수가 낮은 음식을 먹는 게 좋습니다.

대체로 다음 순서대로 높아집니다.

> **혈당지수가 낮은 순서**
> **채소·버섯류·해초·달걀→고기·어류·콩류→곡류·술·과자**

단, 당근이나 소면, 팥 등은 칼로리는 낮지만 혈당지수는 매우 높은 식품이므로 주의가 필요합니다.

주요 식재료의 혈당지수

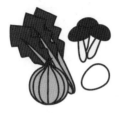

채소, 버섯류, 해초류, 달걀

혈당지수 (30 이하)

묵, 커피, 다시마, 호두, 톳,
곤약, 만가닥버섯, 대파, 달걀,
가공치즈, 청국장

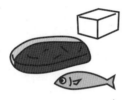

고기, 생선, 콩

혈당지수 (40~55)

등푸른생선, 두부, 유부,
재첩, 돼지고기, 닭다리살, 햄,
소시지, 어묵, 메밀국수, 바나나

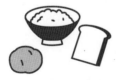

쌀, 빵, 감자류

혈당지수 (56~70 이상)

현미, 수박, 파인애플, 스파게티면,
호박, 라면, 생 우동, 딸기잼,
백미, 감자, 식빵, 그래뉴당

⑤ 차를 마시면 눈은 더 빛난다

따뜻한 차는 마시기만 해도 혈액순환이 좋아지고, 스트레스를 이완해주고, 비타민 등의 영양을 섭취할 수 있어 눈을 건강하게 유지하는 데 효과가 있습니다. 그중에서도 가장 추천할 만한 차는 다음 네 종류입니다. 눈을 건강하게 하는 성분을 간편하게 섭취할 수 있는 우수한 음료입니다.

녹차

녹차는 폴리페놀의 일종으로 혈액순환 촉진과 항산화 작용, 자가면역성 질환 예방에 효과가 있는 EGCG(에피갈로카테킨 갈레이트)를 다량 함유하고 있습니다. 잎차는 80℃ 이상의 약간 뜨거운 온도에서 추출도가 높아집니다. 한편 페트병 녹차의 합성 비타민 C는 활성산소를 발생시키므로 주의가 필요합니다.

아이브라이트

유럽에서는 고대 그리스 시대부터 눈에 좋은 약으로 사용되어 온 식물(좁쌀풀)입니다. 항염증 작용에 뛰어난 '아우쿠빈'이나 항산화 성분 '케르세틴', 카테킨류의 '타닌' 등을 풍부하게 함유하고 있으며 염증이나 충혈, 눈 피로, 알레르기 증상 등을 완화시킵니다. 시력 회복 효과도 주목받고 있습니다.

안약나무차

단풍나무과인 '안약나무'를 달인 차로 항균·수렴 작용이 있는 타닌을 함유하고 있습니다. 알레르기성 결막염이나 다래끼 개선에 효과가 있으며, 백내장 진행을 막는 효능도 보고되고 있습니다. 혈액순환을 향상시켜 눈의 피로를 풀어주고 동맥경화 예방에도 효과가 있습니다.

저먼 캐모마일

백내장 예방에 효과가 있어서 주목받는 차입니다. 다양한 종류가 있는데 그중에서도 약초가 되는 것은 저먼종과 로만종입니다. 항염증 작용이 있는 '카마아줄렌'과 항당화 작용이 있는 '카마멜로사이드'가 눈의 당화를 막아줍니다. 피부와 혈관의 안티에이징을 돕는 차로도 적극 추천합니다.

⑥ 블루베리보다 빌베리가 좋다

블루베리는 폴리페놀의 일종인 '안토시아닌'을 다량 포함하는 대표적인 슈퍼푸드입니다. 안토시아닌이 눈의 암순응(밝은 곳에서 어두운 곳으로 갈 때 순간적으로 보이지 않는 현상)이나 초점 조절 개선에 효과적이라는 사실은 수많은 연구로 입증되고 있습니다.

또한 안토시아닌에는 우수한 항산화 작용이 있어 혈관 강화와 세포 조직의 산화 방지에 매우 도움이 됩니다.

단, 눈에 효과가 있다고 알려진 하루 섭취량 30g 전후를 섭취하기 위해서는 밥 한 공기 이상의 블루베리를 매일 먹어야 합니다. 따라서 효율을 생각하면 블루베리보다 안토시아닌 함유량이 2~3배 되는 원생종 빌베리를 먹거나 농축된 영양제의 도움을 받는 것이 좋습니다.

참고로 안토시아닌은 기미나 주름, 생리불순, 골다공증 개선 등 여성에게 도움이 되는 효과도 기대할 수 있으므로 적극적으로 섭취하는 것이 좋습니다.

⑦ 술은 하루에 한 잔만 마시자

열심히 일한 뒤에 마시는 맥주나, 친구들과 수다를 떨면서 마시는 와인은 각별히 맛있는 법입니다. 술을 마시지 않으면 잠들기 어렵다는 사람도 있습니다.

술은 매일 적당량 마시는 사람이 아예 마시지 않거나 가끔 마시는 사람보다 사망률이 낮다는 데이터가 발표되기도 했습니다.

음주량과 사망률의 관계에 대해서는 세계 곳곳에서 다양한 연구가 진행되고 있습니다. 그중에는 알코올이 심장 질환을 예방하는 HDL 콜레스테롤(착한 콜레스테롤)을 줄이는 역할을 한다는 연구 결과도 있습니다.

각각의 연구에는 찬반 양론이 있지만, 알코올(에틸알코올)이 인체에 이로운 성분이라고는 아직 단정할 수 없습니다. 다만 적당한 음주로 인한 작용과 습관이 결과적으로 건강을 가져다줄 가능성은 있습니다.

예를 들어 식전술은 위장의 연동 운동을 자극해 소화를 돕습니다. 또 즐거운 술자리는 뇌 속 물질인 도파민이나 세로토닌의 분비를 촉진해 스트레스를 해소해줍니다.

한편 2홉 이상의 술을 마시면 뇌가 위축된다는 조사 결과도 있습니다. 과음은 탈수 증상이나 약제에 대한 내성을 만들기도 하므로 자제해야 합니다. 과음을 했을 때는 간 기능을 높이는 글루타민, 알라닌, 오르니틴을 많이 함유한 조개류를 적극적으로 먹는 게 좋습니다.

제가 추천하는 것은 1~2잔의 레드와인이나 카시스 오렌지를 식전에 마시는 것입니다. 레드와인에는 항산화 작용을 하는 폴리페놀의 일종인 '레스베라트롤'이 풍부하게 들어 있습니다. 당도 적어 매력적인 레스베라트롤은 암세포의 증식을 막는 힘과 동맥경화 개선 효과가 있고, 눈의 혈관을 확장시키는 효과도 보고되고 있습니다. 또한 카시스에는 앞장에서도 언급한 '안토시아닌'이 다량 함유되어 있어 시력을 강화시키는 효과뿐만 아니라 기미나 주름, 다크서클을 예방하는 효과도 있습니다.

⑧ 눈에 좋은 최강 음식은?

눈을 생기 있게 빛나게 하면서 온몸의 산화와 당화도 막는 최강 음식을 3단계로 나눠 소개합니다.

피라미드의 상단이 매일 섭취하면 좋은 슈퍼푸드입니다. 안티에이징 전문의와 안과 전문의가 협력해서 만든 아이푸드 피라미드인 셈입니다. 주방에 붙여놓거나 스마트폰으로 찍어 갖고 다니면서 무엇을 먹을지 고민이 될 때 참고하세요.

단, 우리가 목표로 하는 식사는 '골고루'와 '60%만 채우기'입니다. 같은 것만 먹거나 과식해서는 의미가 없습니다. 그리고 가능하면 친한 친구나 가슴을 뛰게 만드는 이성, 사랑하는 가족과 함께 즐겁게 먹고 뇌와 소화기관을 활성화시켜주세요.

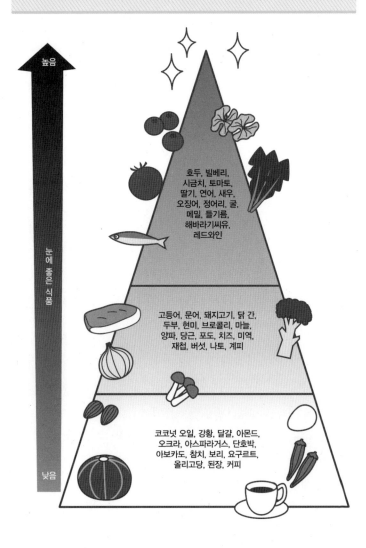

적극적으로 섭취하면 좋을 아이푸드 피라미드

높음

눈에 좋은 식품

낮음

호두, 빌베리,
시금치, 토마토,
딸기, 연어, 새우,
오징어, 정어리, 굴,
메밀, 들기름,
해바라기씨유,
레드와인

고등어, 문어, 돼지고기, 닭 간,
두부, 현미, 브로콜리, 마늘,
양파, 당근, 포도, 치즈, 미역,
재첩, 버섯, 나토, 계피

코코넛 오일, 강황, 달걀, 아몬드,
오크라, 아스파라거스, 단호박,
아보카도, 참치, 보리, 요구르트,
올리고당, 된장, 커피

혈당치의 급상승과 불필요한 흡수를 막아
효율적으로 대사하기 위해서는
배를 60% 정도만 채우는 게 좋습니다.
이를 위해 가벼운 식사와 소량의 간식을
3시간마다 먹는 방법을 제안합니다.

궁극의 시력 회복 메뉴

시력 회복과 안티에이징을 동시에 하고 싶다! 고칼로리, 고혈당 음식도 먹고 싶다!

그런 당신 마음 잘 압니다. 저도 먹는 것을 좋아해 지금보다 10kg 넘게 살이 쪘던 시절도 있습니다. 그래서 생각해낸 것이 먹는 순서와 먹는 방법입니다.

혈당치의 급상승과 불필요한 흡수를 막아 효율적으로 대사하기 위해서는 배를 60% 정도만 채우는 게 좋습니다. 이를 위해 가벼운 식사와 소량의 간식을 3시간마다 먹는 방법을 제안합니다. 균형과 혈당지수, 함유 성분도 고려했습니다.

다음은 하루치 샘플 메뉴입니다. 눈 트레이닝과 함께 꼭 실천해보세요. 곧 효과가 나타날 것입니다.

시력 회복 메뉴 1　아침

- **화이트 오믈릿** 달걀 흰자 2개, 소금, 두유, 메이플 시럽을 잘 섞어서 해바라기유로 굽는다.
- **카프레제** 토마토와 모차렐라 치즈를 둥글게 썬 뒤 올리브 오일과 바질을 뿌린다.
- **인스턴트 커피** 블랙

시력 회복 메뉴 2　10시의 간식

- **그래놀라** 현미 등 당질이 낮은 것을 고르면 좋다.
- **녹차**

시력 회복 메뉴 3　점심

- **그린커리** 마늘, 양파, 닭고기, 가지, 송이버섯, 오크라를 순서대로 볶은 뒤, 시중에 파는 카레 페이스트를 넣고 10분 끓인다. 쌀밥 대신 삶은 브로콜리 위에 얹는다.
- **마시는 요구르트**

시력 회복 메뉴 4　3시의 간식

- **핫 요구르트** 플레인 요구르트를 500W 전자레인지에서 약 40초간 데운 뒤 바나나, 호두, 올리고당을 넣는다.
- **허브티**

시력 회복 메뉴 5　저녁

- 레드와인(식전)
- 현미밥
- 시금치 두부 된장국
- 문어 미역 냉채
- **회** 도미, 참치, 고등어, 연어알

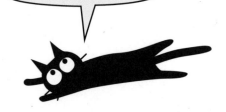

제4장

—

눈 건강에 도움이 되는
새로운 상식

생활 편

⑨ 안경을 쓰면 정말 눈이 나빠질까?

안경을 쓰면 오히려 눈이 나빠진다는 말을 들어봤을 것입니다. 하지만 이는 근거 없는 말입니다. 적어도 이를 증명하는 데이터가 없습니다.

앞서 설명했듯이 시력 저하를 일으키는 원인은 대부분 환경입니다. 아무리 안경을 써서 눈이 잘 보이게 되었다 해도, 눈을 혹사시키거나 블루라이트나 자외선에 과다하게 노출되는 등의 환경을 개선하지 않는다면 시력은 저하될 수밖에 없습니다.

그런가 하면 본인의 시력에 맞지 않는 안경을 사용하고 있는 사람이 생각보다 많습니다. 안과를 찾는 환자 중에는 안경을 10년 이상 바꾸지 않고 사용한 사람, 안경 자국 남는 것이 싫어서 거의 쓰지 않는 사람 등 누가 봐도 자신에게 맞지 않는 방식으로 안경을 쓰는 사람이 있습니다.

일반 안경은 시력을 회복시키는 기구가 아닙니다. 부족한 시력을 '보완하는' 도구일 뿐입니다. 그러므로 안경을 썼다고 해서 먼 곳도 가까운 곳도, 밝은 곳도 어두운 곳도, 넓은 시야로 변형 없이 보이는 '눈이 좋은 사람'이 되는 것은 아닙니다. 괜한 기대감 때문에 눈이 좋아지지 않은 것을 눈이 나빠졌다고 표현하는 사람도 있을 것입니다.

안경은 검사와 상담을 통해 개인의 시력과 생활환경에 맞게 교정한 제품을 선택해야 합니다. 만약 실제 사용 환경과 맞지 않은 상태에서 계속 사용하면 오히려 시력이 나빠질 수 있습니다.

게다가 콘택트렌즈는 안경보다 착용환경과 착용방법, 제품의 품질 등이 시력에 큰 영향을 미칩니다. 예를 들어 컬러렌즈같이 패션성이 강한 콘택트렌즈 중에는 산소 투과율이 낮은 것도 있으니 주의가 필요합니다.

안경이나 콘택트렌즈 착용과 상관없이 맨눈의 환경과 건강 상태를 보다 좋게 하는 것이 무엇보다 중요합니다.

⑩ 수돗물로 씻으면 눈이 손상된다

우리는 수영 후 반드시 수돗물로 눈을 씻어야 한다고 배웠습니다. 그런데 실은 오래전부터 수돗물로 눈을 씻는 것은 오히려 눈을 손상시킨다는 사실이 알려져 있습니다.

그 원인은 염소입니다. 수돗물에 함유된 염소가 각막과 결막의 상피세포뿐 아니라 눈을 보호하는 뮤신이라는 점막층까지 씻어내거나 손상시키기 때문입니다.

수돗물보다 더 많은 염소를 포함한 수영장 물로 잠시 건조 상태가 된 눈에 수돗물을 쏘아댄다면 눈이 상하지 않는 것이 오히려 이상할 정도입니다.

수영장에서 수영할 때는 가능한 한 물안경을 착용하고, 수영 후에는 눈을 씻거나 손으로 비비지 않도록 주의하세요.

수영장뿐만 아니라 목욕 중, 콘택트렌즈를 뺀 후, 미세먼지가 심한 날 등에 안구세정제로 매일같이 눈을 씻는 사람이 있는데, 이것도 뮤신층을 파괴하여 안구건조증을 유발하는 원인이 됩니다. 아이컵을 사용하는 제품은 모처럼 속눈썹과 눈꺼풀이 막아준 먼지와 바이러스를 눈에 넣는 꼴이 됩니다.

눈에 이물질이 들어가거나 미세먼지가 심할 때 등에 눈을 씻으면 효과적인 경우도 있지만, 습관적으로 눈을 씻는 것은 추천하지 않습니다.

눈에는 '눈물'이라는 유능한 세정제와 보호액이 있다는 것을 잊지 말아야 합니다.

⑪ 눈은 비비지 말고 보습하자

　어렸을 때부터 "눈 비비지 마!"라는 말을 많이 들었을 것입니다. 그런데도 사람들은 일상 속 다양한 장면에서 눈을 비비고, 그리고 건조시키고 있습니다. 예를 들어 세안이 그렇습니다.

　혹시 당신은 세게 문질러 씻거나 수건으로 거칠게 닦고 있지 않나요? 살살 씻어야 한다는 것을 알면서도 무심결에 힘을 줘서 세안을 하는 경우가 많을 것입니다. 게다가 뜨거운 물로 씻으면 눈과 피부의 기름이 필요 이상으로 씻겨나갑니다.

　그 밖에도 눈물을 비벼서 닦거나, 눈이 침침할 때 눈과 코 사이를 손가락으로 꼬집거나, 콘택트렌즈나 안약을 넣기 위해서 눈꺼풀을 뒤집거나, 단순히 눈이 가려워서 비비는 경우가 있습니다.

　얼굴 피부는 식사나 대화, 표정 변화 등 근육을 유연하게 움직여야 하기 때문에 얇고 부드럽게 이루어져 있습니다. 특히 눈가는 하루에 1만 5,000회나 되는 것으로 알려진 눈 깜빡임의 부담을 줄이기 위해 매우 얇게 이루어져 있습니다. 또한 피지샘이 적고, 뼈 위에 있는 것도 아닙니다.

이처럼 약한 부분을 비비면 마찰이라는 자극에 의해 악영향이 발생합니다. 예를 들어 부기, 부종, 처짐, 다크서클, 기미 같은 외관적인 문제가 생깁니다. 또한 안구 자체를 비비는 습관이 생기면 각막이 손상되거나 결막 부종이나 수정체의 굴절 이상을 일으키고, 심한 경우 망막박리까지 생길 수 있습니다.

눈을 지키기 위해서는 '비비지 않는 것'이 기본이지만, 보습도 중요합니다. 가장 좋은 보습제는 눈물입니다. 그런데도 건조함을 느낀다면 무방부제 인공누액, 태반(플라센타)이나 히알루론산 등의 보습 미용액 팩, 나노입자 가습기 등이 효과적입니다. 참고로 공저자인 안과 전문의 하야시다 선생님은 안경테 측면에 물탱크가 달린 '보습 안경'을 수술 중에도 애용하고 있습니다.

⑫ 선글라스의
절대조건

매년 선글라스를 쓰는 사람이 늘고 있습니다. 특히 음악 차트를 들썩이게 하는 아티스트나 인기 패션모델의 영향으로 젊은이들의 착용률이 매우 높아지고 있습니다. 건강 정보에 예민한 어머니들이 착용하는 모습도 많이 늘었습니다.

하지만 패션만을 중시한 선글라스나 잡화점에서 파는 저렴한 선글라스에는 자외선 차단 렌즈가 사용되지 않은 경우가 많습니다. 그런 선글라스는 껴봤자 본래 목적을 이루지 못합니다.

그뿐만 아니라 렌즈 색깔이 진하기만 하고 자외선 차단 기능이 없다면 동공이 열린 눈이 오히려 자외선에 노출되는 셈이어서 오히려 더 위험합니다.

또 진한 색의 렌즈는 화창한 야외에서 오랜 시간 보낼 경우에는 도움이 되지만 비오는 날이나 실내, 노을이 질 때에는 잘 보이지 않아 부딪치거나 넘어질 위험이 높아집니다.

만약 하나만 살 생각이라면 갈색이나 노란색 계열 등 렌즈색이 옅은 선글라스가 폭넓게 착용하기 좋습니다. 그리고 반드시 자외선 차단 렌즈를 사용한 선글라스를 골라야 합니다. 제대로 된 제품에는 자외선 차단 표시가 붙어 있습니다. '자외선 차단율'은 높을수록 좋고, '자외선 투과율'은 낮을수록 좋습니다.

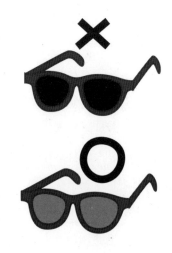

선글라스는 반드시 자외선 차단 렌즈를 사용한 것을 고르세요.

⑬ 낮잠은 30분만 자라

현대생활에서 혹사되고 있는 눈에 휴식을 주고 눈 건강을 되찾기 위해서는 잠을 많이 자는 것이 최고라고 말하는 사람이 많습니다. 하지만 꼭 그럴까요?

물론 수면이 부족하면 뇌와 몸은 물론이고 눈에도 악영향을 미치므로 수면 부족이 계속될 경우 중대한 장애를 일으킬 수 있습니다. 또 "잘 자는 아이가 잘 자란다."는 말도 있듯이, 성장기 아이들은 수면을 충분히 취하는 것이 성장 발달에 도움이 됩니다. 평균 9~10시간 자는 아이들이 평균 5~6시간 자는 아이들보다 뇌 속에서 기억과 학습을 담당하는 '해마'의 부피가 크다는 연구 결과도 있습니다.

신경 전달 능력과 정신 발달, 게다가 아이들에게 많이 나타나는 가성근시 예방에도 수면 시간은 중요합니다. 특히 최근 들어 TV나게임기, 스마트폰 등을 사용하는 시간이 많은 아이들은 긴 수면 시간과 일찍 자고 일찍 일어나는 습관이 필요합니다.

한편 어른은 하루에 6.5~7.5시간 수면을 취하는 사람이 가장 오래 살고, 수면 시간이 그보다 길면 사망률이 약 30%나 높아진다는 대규모 조사 결과가 있습니다. 다만 오랜 시간 자도 시력이 좋아지는(유지되는) 것은 아니라는 사실도 알려져 있습니다.

나이를 불문하고 중요한 것은 수면의 질과 수면 시간대입니다. 자기 전에 스마트폰이나 컴퓨터, 텔레비전 등의 화면으로부터 블루라이트를 쐬거나, 신경을 자극하는 카페인을 과잉 섭취하거나, 뜨거운 물로 목욕해서 체온을 높이면 수면의 질이 떨어집니다. 가능하면 피로 회복과 신진대사를 돕는 성장 호르몬이 가장 많이 분비되는 밤 10시 전에 취침하는 것이 좋습니다.

낮잠을 오래 자면 깊은 잠(논렘 수면)에 빠져 체내시계가 교란되거나 수면과 각성 균형이 무너지거나 그로 인해 밤에 잠을 잘 자지 못하게 되므로 5~20분이 가장 적당하고, 길어도 30분 이내로 자는 것이 좋습니다.

⑭ 눈을 자주 깜빡거려야 하는 이유

일반적으로 사람은 3초에 한 번씩, 1분 동안 20회 정도 무의식적으로 눈을 깜빡이고 있습니다. 이는 눈부신 빛에서 망막을 지키기 위해서이기도 하고, 눈꺼풀 안쪽의 눈물샘에 만들어진 눈물을 안구 표면에 고루 펴기 위해서이기도 합니다.

눈물은 안구를 덮는 점막을 촉촉하게 하여 영양을 전할 뿐 아니라 이물질과 바이러스를 막고 점막의 미세한 손상을 회복시키는 등 많은 역할을 하고 있습니다. 따라서 눈을 깜빡거리지 않으면 눈의 기능은 현저히 떨어지게 됩니다.

그런데 사람이 무언가에 집중하면 눈을 깜빡이는 횟수가 줄어들게 됩니다. 자동차 운전 중에는 약 절반, 컴퓨터 작업 중에는 약 3분의 1, 스마트폰으로 게임할 때는 약 4분의 1까지 감소한다고 합니다. 중요한 정보를 놓치지 않으려고 본능적으로 정면을 응시하게 되기 때문입니다.

그럴 경우 눈은 건조해지고 무방비 상태가 될 뿐만 아니라 외부로부터의 빛을 순조롭게 반사하지 못해 흐릿하게 보이기 시작합니다. 마치 자동차 앞 유리에 서리가 낀 상태처럼 되는 것입니다.

이는 전문적으로 VDT(Visual Display Terminal) 증후군이나 테크노 스트레스 증후군 등으로 분류되며, 일반적으로는 '안구건조증'이나 '스마트폰 노안'이라고 알려져 있습니다.

한편 눈 깜빡임은 뇌 활동과 건강 상태를 파악하는 데 중요한 요소라는 사실이 조금씩 밝혀지고 있습니다. 그러니 TV나 스마트폰에 집중해 있을 때는 의식적으로 눈을 깜빡이는 횟수를 늘리거나, 눈을 5초 동안 천천히 세게 감거나, 가끔씩 몸을 풀어주면서 눈을 지켜주세요. 그러면 마음도 재충전할 수 있습니다.

⑮ 새우등은
시력 악화의 주범이다

가까운 곳에서 사물을 볼 때는 적당한 거리를 두는 것이 중요합니다. 그 이유는 무엇일까요?

독서나 바느질, 컴퓨터 작업이나 서류 작성 등 손으로 하는 작업에 집중하면 눈은 모양체근을 긴장시켜 근거리에 초점을 맞추게 됩니다. 이렇게 계속 눈에 피로가 쌓이면 시력 저하가 올 수 있습니다.

따라서 가까운 물체를 볼 때는 적어도 30cm 거리를 유지하도록 해야 합니다. 개인차는 있으나 팔꿈치부터 손끝까지의 길이를 기준으로 삼으면 됩니다.

특히 새우등인 경우에는 바른 자세일 때보다 훨씬 더 대상물에 근접하는 셈이 됩니다. 즉 새우등이면 몸이 좌우 한 쪽으로 기울

어져 사물을 보는 두 눈의 거리가 달라지고, 호흡이 얕아지는 등 눈에 좋지 않은 조건이 갖춰지는 것입니다.

반대로 자세를 바르게 유지하기만 해도 기초대사량이 커집니다. 그러니 적당한 초점 거리를 유지한 바른 자세를 습관화할 필요가 있습니다.

한편 눈에 직접적인 악영향을 주는 것은 아니지만, 새우등의 좋지 않은 작용 중 '혈액순환 불량'이 있습니다. 자세가 나쁘면 혈액과 림프의 흐름이 나빠져 산소와 영양을 운반하는 혈액이 원활하게 순환되지 않습니다.

최근에는 컴퓨터나 스마트폰의 보급으로 목이 일자로 굳어지는 '일자목'을 앓는 사람도 늘고 있습니다. 목부터 후두부에 걸친 동맥과 신경이 경직된 상태가 건강에 좋을 리 없습니다. 눈에도 흐르는 혈액을 원활하게 유지하기 위해서는 바른 자세를 갖도록 신경을 써야 합니다.

독서나 **바느질**, 컴퓨터 작업이나
서류 작성 등
손으로 하는 작업에 집중하면
눈은 **모양체근을** 긴장시켜
근거리에 초점을 맞추게 됩니다.
이렇게 계속 **눈에 피로가** 쌓이면
시력 저하가 올 수 있습니다.

눈 피로를 풀어주는 찜질 케어

  꼼꼼한 작업이나 컴퓨터 조작으로 눈이 피곤할 때, 저녁이나 건조한 실내에서 시야가 흐려질 때, 꽃가루나 미세먼지로 눈이 가려울 때 등 눈 피로를 느낄 때가 있습니다.

  그럴 때 잘 대처하지 않으면 증상이 악화될 뿐만 아니라 눈 질환을 일으킬 수 있습니다. 조기 관리만이 눈의 건강 수명을 늘려줄 수 있습니다.

온찜질할 때

따뜻한 수건으로 눈가를 따뜻하게 찜질해주면 모세혈관의 혈액순환이 촉진되어 눈에 산소와 영양이 공급됩니다. 또한 모양체근이 이완되면서 결과적으로 수정체의 탄력도 향상되어 두통이나 어깨결림이 완화되기도 합니다. 또 눈에 필요한 기름을 분비하는 마이봄샘에 쌓인 기름을 녹여, 눈물의 질이 저하되는 안구건조증 상태도 해소할 수 있습니다.

- 눈 피로
- 안구건조증
- 초기 노안
- 침침한 눈

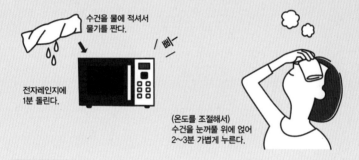

수건을 물에 적셔서 물기를 짠다.

전자레인지에 1분 돌린다.

(온도를 조절해서) 수건을 눈꺼풀 위에 얹어 2~3분 가볍게 누른다.

냉찜질할 때

눈이 충혈되거나 눈가에 염증이 생겨 부었을 때는 냉찜질로 증상을 가라앉힐 수 있습니다. 혈관과 근육을 수축시켜 원래 상태로 되돌리려는 자기조정 기능이 회복됩니다. 효과는 일시적이므로 습관적으로 차갑게 하는 것은 추천하지 않습니다.

- 충혈
- 햇빛에 탔을 때
- 알레르기성 부기·가려움(일시적 완화)
- 상처 등의 통증

여러분은 어떤 방에서 지내고 있나요?
알게 모르게 영향을 받는
실내 환경에 유의하세요!

제5장

—

눈 건강에 도움이 되는
새로운 상식

방 편

⑯ 눈도 마음도 치유하는 관엽식물

"녹색은 눈에 좋다."고 하는데, 이는 과학적으로도 근거가 있는 말입니다.

우리가 보고 있는 색이란 물체에 닿은 빛이 반사되어 보이는 것입니다. 물체의 성질에 따라 반사·흡수되는 색은 다르며, 반사된 빛만을 우리 눈이 흡수하고 있습니다. 예를 들어 어떤 사물이 녹색으로 보이는 것은 우리 눈이 녹색 빛만을 반사하고, 다른 색의 빛은 흡수하기 때문입니다.

그렇다면 왜 녹색이 눈에 좋을까요?

빛에는 각각 파장이 있으며, 눈에 보이는 빛 중 가장 긴 파장을 가진 빨간색부터 가장 짧은 파장을 가진 보라색까지 일곱 종류로 분류됩니다. 참고로 '자외선'은 보라색보다 파장이 짧고 눈에 보이지 않는 빛입니다. '자색(보라색) 외부에 있는 광선'이라 하여 '자외선'이라고 부르는 것입니다.

파장이 긴 순서

빨간색→주황색→노란색→초록색→파란색→남색→보라색

파장이 짧은 자외선이나 블루라이트는 에너지가 커서 각막과 수정체를 통과하여 망막에 손상을 입힙니다. 반대로 파장이 긴 빨간색은 에너지가 작지만 적외선처럼 경우에 따라서는 안저까지 도달합니다.

녹색은 딱 중간에 위치하고 있어 눈 조직에 대한 부담이 적고 눈을 덜 피곤하게 하는 색입니다. 눈에 좋다기보다는 나쁘지 않다고 하는 게 정확한 말일 것입니다.

녹색이라고 하면 대부분 푸릇푸릇한 나무를 떠올릴 것입니다. 눈을 위해서 나무의 녹색을 활용하는 습관을 들이는 것이 좋습니다. 먼 곳의 나무숲이나 산을 바라보면 모양체근이 이완되어 눈의 피로가 풀립니다. 동시에 뇌와 몸도 치유됩니다.

가까이 있는 녹색에서도 비슷한 효과를 얻을 수 있습니다. 게다가 녹색 식물은 광합성에 의해 이산화탄소를 흡수하고 산소를 공급해줍니다. 창가나 책상 옆에 관엽식물을 두고 감상하는 것을 추천합니다.

녹색은
눈 조직에 대한 부담이 적고
눈을 덜 피곤하게 하는 색입니다.
먼 곳의 나무숲이나 산을
바라보면 모양체근이
이완되어 눈의 피로가 풀립니다.

⑰ 조명을 구분해서 사용한다

어두운 곳에서 책을 읽다가 주의를 받은 적 있지 않나요?

동공은 어두운 곳에서 열리고, 가까이 볼 때는 좁아집니다. 어두운 곳에서 책을 읽으면 눈은 상반되는 작용을 조절해야 하므로 매우 피곤해집니다. 또 깜빡거리는 조명, 조사 범위와 주변과의 대비가 큰 조명은 눈의 피로를 악화시킨다는 보고도 있습니다. 이와 같은 눈의 피로가 축적되면 시력 저하로 이어지기 때문에 그런 훈계가 생긴 것일지도 모릅니다.

하지만 실은 어두운 조명이 시력을 저하시킨다는 데이터는 없습니다. 그러고 보니 유럽의 거리는 간접 조명이 많아 어디를 가나 어둡게 느껴지는데, 그들의 근시율은 그렇게 높지 않습니다. 물론 위도에 따른 태양의 눈부심 정도나 기후, 풍토, 눈동자의 색깔과 초점 거리, 문화적 습관 차이 등도 있겠지요. 그렇지만 우리나라에서도 형광등이 보급되기 전의 근시율은 지금보다 훨씬 낮았을 것입니다.

인구의 약 3분의 1이 근시라는 현대 일본의 높은 근시율은 밤늦게까지 일하거나 공부하고, 일상생활에서 액정화면을 지나칠 정도로 많이 사용하는 등 눈을 혹사시키는 생활환경에 원인이 있다고 생각합니다.

한편 조도가 높을수록 시력이 좋아지고 작업 효율(글씨 인식율 등)도 오른다는 말이 있는데, 이는 낮의 자연광이 가장 잘 보인다는 것을 나타냅니다. 더 파고들면 자연의 섭리에 따른 환경이 눈에 좋다는 말이 됩니다.

이 당연한 사실을 좀처럼 실천하지 못하고 있는 우리는 조명을 잘 활용할 필요가 있습니다. 집중해서 작업할 때는 방 전체를 밝게 하고 눈부심이 적은 탁상 스탠드를 가까이에 놓아보세요. 또 가족이 오붓하게 지낼 때는 간접 조명으로 바꾸는 것이 좋습니다.

⑱ 벽지와 눈의 관계

많은 사람이 "아이 방 벽지는 무슨 색이 좋을까요?"라든가 "색이 많은 벽지는 눈에 나쁠까요?" 같은 질문을 합니다. 전문가가 아니라서 확실하게 대답할 수는 없지만, 아마 벽지 색은 시력과 크게 관계가 없을 것으로 보입니다.

단, 시각 정보로 얻은 색채가 뇌나 생리 기능에 영향을 미친다는 사실은 입증되어 있습니다. 사람의 뇌는 빨간색을 보면 아드레날린을 분비해서 혈액순환을 자극합니다. 결과적으로 혈압과 호흡수가 높아져 체온도 상승합니다.

반대색인 파란색은 우리 뇌로 하여금 세로토닌을 분비시켜 마음을 진정시키고 집중력을 촉진하여 체온을 낮춥니다. 파란색 벽지와 침구가 잠을 잘 오게 한다는 연구 보고도 있습니다.

여담이지만, 컬러테라피 분야에서는 분홍색이 '안티에이징 컬러'라고 불린다는 사실을 아시나요? 분홍색 옷을 입거나 분홍색으로 꾸민 방에서 지내면 피부와 머릿결에 탄력과 수분감이 생긴다고 합니다. 분홍색에는 여성호르몬인 '에스트로겐'을 분비시켜서 혈액순환을 촉진하는 작용이 있으므로 안티에이징도 기대할 수 있습니다.

컴퓨터나 태블릿, 스마트폰에도 배경화면이 있습니다. 이 액정 화면의 배경에 스테레오그램(매직아이)이라고 불리는 3D 이미지를 띄운 사람이 있습니다. 초점을 맞추지 않고 5분 정도 보고 있으면 입체적으로 보이는 신기한 이미지입니다.

스테레오그램은 업무 등의 이유로 컴퓨터 작업을 오랜 시간 해야 하는 사람이나 창문에 항상 블라인드가 쳐 있어서 정기적으로 먼 곳을 바라볼 수 없는 사람들에게 도움이 될 수 있습니다.

⑲ 액정은 내려다보고 밤하늘은 우러러보자

컴퓨터, 스마트폰, 태블릿PC, TV, 게임기, 고성능 가전기기 등의 액정화면을 눈보다 높은 위치에 두면 눈을 계속 크게 뜬 상태로 봐야 합니다. 그 시간이 길면 길수록 정보를 놓치지 않으려고 긴장한 상태가 되어 눈이 뻐근해집니다.

이렇게 되면 눈물이 증발하기 쉽고, 눈에 들어오는 빛의 양도 필요 이상 많아져 안구건조증과 안정피로의 원인이 될 수 있습니다. 이럴 때는 액정화면의 높이를 조절하기만 해도 증발하는 눈물의 양을 4분의 1로 줄일 수 있다고 합니다.

눈이 피곤하게 느껴지면 밤하늘을 바라보거나 별에 초점을 맞춰 바라보면서 모양체근을 풀어보세요. 낮에는 희미하게 보이는 달이나 먼 곳의 나무를 바라보세요. 고개를 돌리면서 시선을 멀리 던지기만 해도 뭉침이 풀리고 혈액순환이 개선됩니다.

화면 높이

살짝 내려다보는 위치에 설치한다. 의자 높이도 팔꿈치가 직각으로 접히는 높이로 조정한다.

화면 반사

태양광과 조명, 실내의 사물이 비치지 않도록 설치 위치를 조정하고 커튼, 보호 필름 등을 이용한다.

화면 밝기

화면과 주변의 밝기가 거의 차이 없을 정도로 밝기를 조절한다.

화면 거리

40cm 이상 떨어뜨린다. 스마트폰과의 거리도 30cm 정도 유지한다.

화면 조도

시스템 환경 설정에서 눈부심을 느끼지 않는 정도까지 조도를 낮춰서 눈의 부담을 줄인다.

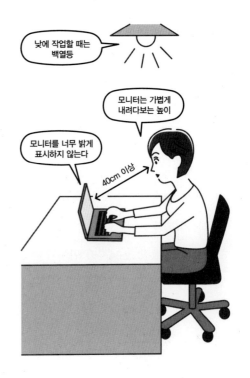

⑳ 수돗물보다는 정수기 물을 사용하자

수돗물로 직접 눈을 씻는 행위의 위험성은 앞에서도 설명했습니다. 그렇다면 생수나 목욕물은 괜찮을까요?

우리나라 수돗물은 법률로 엄격하게 안전성이 보장되어 있으므로 즉각적으로 건강에 해를 미치지는 않습니다. 우리는 매일 수돗물을 사용하면서 생활하고 있고, 소독약 냄새가 조금 나기는 하지만 큰 문제는 없습니다.

수돗물은 수원에서 우리집 수도꼭지까지 긴 거리를 거쳐서 오기 때문에 잡균이나 미생물이 번식하지 않도록 살균력이 강한 염소가 투입되어 있습니다. 정수장과 가까운 수도의 잔류 염소는 수영장 물에 버금가는 농도라고 합니다. 그리고 염소가 눈의 점막층뿐만 아니라 단백질이나 비타민 C도 파괴한다는 사실이 여러 연구에서 밝혀지고 있습니다.

예를 들어 수돗물로 채소를 씻거나 헹구기만 해도 15~30%의 비타민 C가 파괴된다고 합니다. 또 땀이나 얼룩, 비누 등의 유기물과 결합하면 '결합 염소'가 되어 표피세포의 단백질을 파괴한다는 보고도 있습니다.

물은 우리가 일상생활을 하는 데 필수적이고 매일 사용하는 것인 만큼 보다 좋은 것을 사용하는 게 좋습니다.

최근에는 방사성 물질까지 제거하는 정수기나 고농도 수소수를 만들 수 있는 정수기, 집의 모든 물을 정화해주는 정수기 등 시대의 요구에 따라 정수 기술이 진화하고 있으므로 가능한 범위에서 도입해보세요.

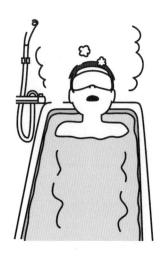
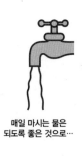

매일 마시는 물은
되도록 좋은 것으로…

㉑ 커튼은 걷고 자는 게 좋다

저는 밤에 커튼을 치지 않은 상태로 잡니다. 방을 어둡게 해서 자고, 아침 햇빛을 느끼면서 깸으로써 수면의 질과 체내 시계의 정밀도를 높이기 위해서입니다. 아침에 태양광을 충분히 쐬면 '멜라토닌'이라는 수면 호르몬의 분비가 억제되었다가 14~16시간 후에 분비가 촉진되어 밤에 잠을 푹 잘 수 있습니다.

저는 이를 위해서 밖에서 안이 잘 보이지 않는 방을 침실로 정했습니다. 베란다에 식물을 두어 커튼 대용으로 삼거나, 블라인드의 각도를 조절해서 아침 햇살이 들어오도록 하거나, 시선을 막는 레이스 커튼으로 바꾸는 방법도 있습니다. 그렇게까지는 하지 않더라도 아침에는 늦어도 9시까지는 일어나, 잠이 깨면 바깥 공기를 마시면서 햇빛을 듬뿍 받읍시다.

어떤 환자는 이 이야기를 듣자마자 바로 다음날 자택 침실에 타

이머식 전동 커튼을 설치해 저를 놀라게 했습니다. 할 수 있는 것부터 찾아서 하는 빠른 행동력은 본받을 만합니다.

반대로 침실이 새벽까지 영업하는 가게나 가로등 등 빛의 간섭을 받는다면 커튼을 단단히 쳐서 방을 최대한 어둡게 할 필요가 있습니다. 잠을 자고 있어도 눈에 빛이 들어오면 잠이 얕아져 피로 회복이 안 되고 뇌에서 기억을 정리하지 못하게 됩니다. 어둠이 불안한 사람은 약한 전구색 풋라이트를 사용하는 등 가능한 한 얼굴을 비추지 않는 조명을 골라보세요.

㉒ 머리맡 근처에는 스마트폰을 두지 말자

눈에는 질 좋은 수면이 중요하다는 것을 앞에서 여러 번 언급한 바 있는데, 수면의 질을 낮추는 요인인 스마트폰에는 특별한 주의가 필요합니다.

스마트폰은 메일, SNS, 인터넷 등의 통신 기능은 물론이고 일정관리나 음악 감상, 게임 등 일상생활에서 빼놓을 수 없는 존재가 되고 있습니다. 그리고 알람으로 사용하는 경우가 매우 많습니다. 알람을 설정한 스마트폰은 당연히 머리맡에 두게 됩니다.

그런데 스마트폰이 손닿는 곳에 있으면 자꾸만 보게 됩니다. 이 습관은 눈뿐만 아니라 신체건강과 정신건강에 방대한 영향을 미칩니다. 그저 수면시간을 빼앗기는 것만이 아닙니다.

관엽식물(녹색) 설명 부분에서 이미 보았듯이, 눈에 보이는 빛 중에서도 파란색은 에너지가 매우 큽니다. "블루라이트가 눈에 해롭다."는 것도 공격적이라 할 수 있는 파란 빛의 에너지 때문이며, 이는 망막에 있는 시세포(멜라놉신 발현 망막 신경절 세포)를 자극해서 뇌를 각성시켜 깊은 수면을 방해해 체내시계를 교란시키는 역할을 합니다. 어두운 곳에서 열린 동공에 그런 강한 빛을 준다는 것은 눈을 때리는 것과 다름없는 행위입니다.

충전기 전원에서 나오는 전자파도 방심해서는 안 됩니다. 컴퓨터가 보급되기 시작할 무렵 한참 논란이 되었던 전자파는 이제 온갖 생활수단에서 나오고 있어 거의 포기 상태이지만, 그래도 가급적이면 피해야 합니다.

특히 어린아이가 있는 가정이라면 머리 근처에 충전기를 놓아두지 마세요. 충전기는 가능하면 현관이나 옷장 선반 등에 두고, 편히 쉬는 공간에서는 오래 사용하지 않는 것이 좋습니다.

올바른 지압 마사지

눈 트레이닝이 TV에 소개되면서 시력 회복을 위해 노력하는 사람이 늘었습니다. 이는 눈 근육을 풀어 초점 조절과 혈액순환을 좋게 하는 트레이닝으로, 저도 보다 효과를 높이는 방법으로 마사지나 지압, 찜질 등을 함께 소개해왔습니다.

하지만 시력이나 눈에 관한 책에 자주 등장하는 '안구 마사지'에 대해서는 각별한 주의가 필요합니다. '안구 자체'를 압박하는 것은 굉장히 위험한 일이므로 절대 하지 마세요. 안구에 산소와 영양을 보내기 위해서 '안구 주변'을 누르거나 찜질하는 것이 올바른 방법입니다.

안구는 매우 섬세하고 정밀한 감각기관입니다. 아주 사소한 형상의 변화만으로도 시력이나 보는 데 영향을 미칠 뿐 아니라 질병 위험을 크게 높입니다.

알레르기성 가려움 때문에 눈을 계속 비벼서 백내장 등을 일으키는 사례가 많으며, 맥박 이상 치료로 시행된 안구 압박으로 망막이 박리된 경우도 있습니다. 안구를 세게 압박하면 '안구심 반사', 즉 맥을 느리게 해서 의식 장애를 일으킬 수도 있습니다. 따라서 안구 마사지를 할 때는 반드시 '안구 주변'에만 해야 합니다.

왼쪽 그림은 중의학(한방 등 중국 전통 의학)에서 '경락'이라고 불리는 것으로, 혈액순환을 좋게 하여 다양한 건강 이상을 바로잡아주는 지압입니다.

- 세게 누르지 말고 시원하게 느낄 정도로만 누르세요.
- 혈압이 오르는 식후는 피하세요.
- 지압 직후 운동도 삼가세요.

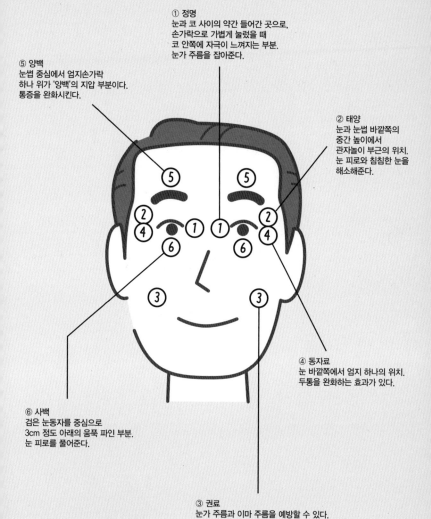

① 정명
눈과 코 사이의 약간 들어간 곳으로,
손가락으로 가볍게 눌렀을 때
코 안쪽에 자극이 느껴지는 부분.
눈가 주름을 잡아준다.

⑤ 양백
눈썹 중심에서 엄지손가락
하나 위가 '양백'의 지압 부분이다.
통증을 완화시킨다.

② 태양
눈과 눈썹 바깥쪽의
중간 높이에서
관자놀이 부근의 위치.
눈 피로와 침침한 눈을
해소해준다.

④ 동자료
눈 바깥쪽에서 엄지 하나의 위치.
두통을 완화하는 효과가 있다.

⑥ 사백
검은 눈동자를 중심으로
3cm 정도 아래의 움푹 파인 부분.
눈 피로를 풀어준다.

③ 권료
눈가 주름과 이마 주름을 예방할 수 있다.

131

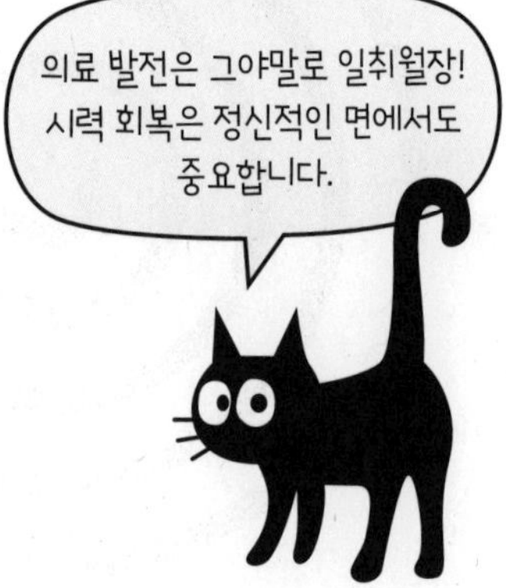
의료 발전은 그야말로 일취월장!
시력 회복은 정신적인 면에서도
중요합니다.

제6장

—

눈 건강에 도움이 되는
새로운 상식

기타 편

㉓ 약을 많이 먹으면 시력이 나빠질 수 있다

약의 부작용으로 시력 저하가 일어나는 경우가 더러 있습니다. 예를 들어 아토피나 습진, 피부 트러블 등의 피부과 치료에 흔히 이용되는 '스테로이드 약'도 백내장을 일으키는 경우가 있습니다. 이는 염증을 가라앉히는 데 즉효성이 있어 안과에서도 항염증제로 처방하는 경우가 있으며, 시중에 파는 모기약에도 일부 포함되어 있습니다.

항생물질도 시력 저하나 눈의 통증 등 부작용이 보고되고 있습니다. 감기약 같은 일반 약에도 들어 있으며 체질과 몸 상태, 복용 기간에 따라서는 눈이 나빠지는 경우가 있습니다. 의심되는 증상이 나타나면 바로 의사에게 상담을 받아야 합니다.

안약 남용도 금물입니다. 첨가물이 들어 있지 않은 인공누액 유형의 안약도 사용법과 사용량을 철저히 지켜야 합니다.

주의가 필요한 약 리스트

스테로이드

- **주요 효능** 항염증, 항알레르기, 면역 억제
- **부작용** 스테로이드 녹내장, 스테로이드 백내장(특히 장기 복용한 경우)

항생물질

- **주요 효능** 항균
- **부작용** 시력 이상, 통증, 각막 변색

항진균제

- **주요 효능** 항감염증
- **부작용** 시력 장애, 눈 가려움

항히스타민제

- **주요 효능** 알레르기 증상 완화, 결막염
- **부작용** 안구건조증, 침침한 눈, 눈물 증가

진통제

- **주요 효능** 진통
- **부작용** 침침한 눈, 다시증

㉔ 꽃가루 알레르기도 근시의 원인일까?

근시가 되는 메커니즘은 안타깝게도 아직 정확히 밝혀져 있지 않습니다. 다만 유전적 원인과 환경적 원인이 있으며, 후자의 비율이 상당히 크다는 점이 널리 알려져 있습니다.

이때 환경이란 지구 환경이라기보다는 개개인의 눈 환경을 말합니다. 즉 눈이 뇌와 직결된 기관이라는 점과 점막(결막)이 외계와 접한다는 점, 많은 혈관이 뻗어 있어 체내에서도 바이러스 등의 영향을 받기 쉬운 점 등을 생각해야 합니다.

알레르기 질환도 그중 하나입니다. 특히 일본에서 발병률이 높은 꽃가루 알레르기는 삼나무나 편백나무 등의 꽃가루가 눈의 면역 세포에 직접 자극을 줄 뿐만 아니라 가려움증도 유발합니다. 꽃가루 알레르기는 가렵다고 손으로 비비거나 안약을 많이 넣으면 2차적인 자극도 일어나는 매우 성가신 존재입니다.

게다가 알레르기 증상을 억제하기 위해 부신피질 스테로이드 점안제를 남용하면 녹내장이 발병할 위험이 있습니다. 지금으로서는 꽃가루를 차단하는 고글과 안경, 마스크를 착용하여 예방하는 것이 최선입니다.

생활습관이 눈 환경을 악화시키는 대표적 예는 산화와 당화입니다. 산화는 체내에 들어간 산소의 일부가 활성산소로 변해 세포가 녹스는 상태를 말하고, 당화는 과잉섭취해 남은 당질과 급격한 혈당치 상승으로 인한 몸속 단백질 등이 당과 만나 세포가 타는 상태를 말합니다.

산화와 당화는 백내장과 시력 저하의 큰 원인으로 꼽히며 담배와 술, 스트레스, 편식으로 인해 발병된다고 알려져 있습니다.

눈에 좋은 환경을 만들면 몸 건강과 미용에도 좋은 결과가 생깁니다. 우선 자신의 눈이 처한 환경을 살펴보고, 눈에 좋지 않은 환경을 조금씩 개선해나가세요.

㉕ 미소는 시력을 회복시켜준다

미소는 짓는 사람뿐만 아니라 주변 사람들도 행복하게 해주는 마법의 힘을 가지고 있습니다. "즐거워서 웃는 것이 아니라 웃어서 즐거워진다."는 유명 심리학자의 말처럼, 억지 미소에도 어마어마한 힘이 담겨 있습니다.

실제로 의료 현장이나 피해지역의 복구 현장에서는 억지로라도 미소를 지어 기분을 끌어올림으로써 활기를 되찾는 활동이 다양한 형태로 이루어지고 있습니다.

미소는 실제로 세포의 면역력을 높여준다고 알려져 있습니다. 그런 미소는 눈의 혈액순환 개선에도 최고 효과를 발휘합니다.

제가 추천하는 것은 '모델 스마일 체조'입니다. 눈에 주름을 모으지 않고 얼굴의 근육을 단련해서 풍부한 표정을 만들기 때문에 이런 이름이 붙었습니다. 그럼 바로 시작해볼까요?

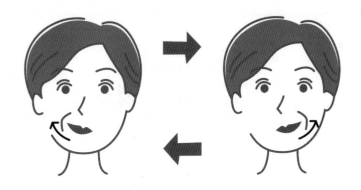

① 구각거근(입꼬리 올림근) 트레이닝

입술에 힘을 빼고 손 등을 사용하지 않은 채
입꼬리 근육을 위쪽으로 좌우 번갈아 끌어올린다.

② 대협골근(큰 광대근) 트레이닝

양쪽 입꼬리에 손가락을 살며시 올리고
사선 위쪽으로 좌우 번갈아 끌어올린다.

③ 소협골근(작은 광대근) 트레이닝

윗입술이 들릴 정도로 손가락으로 콧방울 양끝을 끌어올린다.

④ 상순거근(윗입술 올림근) 트레이닝

앞니가 살짝 보이게끔 윗입술을 살짝 올린다.
손가락 등은 사용하지 않는다.

⑤ 안검거근(눈꺼풀 올림근) 트레이닝

눈을 크게 뜨고 이마에 주름을 지게 한 뒤 눈썹꼬리 부분을
손가락으로 누른다. 이 상태를 유지한 채 눈을 감았다 뜨기를 반복한다.

㉖ 행복 호르몬으로
눈의 긴장을 풀 수 있다

'행복 호르몬'이라고 불리는 생체 정보 전달물질에 대해 아시나요? 의욕과 활력의 원천이 되는 도파민이나 노르아드레날린 못지 않게 안심감과 충만감을 느끼게 해주는 '세로토닌'이 바로 그것입니다. 세로토닌이 부족하면 정신적으로 불안정한 상태가 되어 우울증에 걸리거나 자율신경 기능에 이상이 생길 수 있습니다.

깊은 수면과 아침 햇빛, 그리고 질 좋은 단백질(필수 아미노산인 트립토판)을 충분히 섭취하면 혈관 긴장이 풀려 시력 향상으로 이어집니다. 뇌(정신)뿐만 아니라 소화기관 건강에도 중요한 역할을 하여 피부 미백에 대한 기대도 높아지고 있습니다.

행복 호르몬에는 의욕과 따뜻한 마음을 양성하는 '옥시토신'이라는 것도 있습니다. 혈관 내 압력을 조절하는 것 외에 불안 해소와 진통, 모유 분비 촉진 등의 작용을 합니다. '애정 호르몬'이라고도 불리며, 타인을 좋아하거나 강한 신뢰를 느끼게 하는 작용도 합니다. 시력과 관련해 말하자면 혈압과 맥박이 안정되어 트러블을 감소하는 효과가 있습니다.

이처럼 행복 호르몬이라 불리는 세로토닌이나 옥시토신은 사람 간의 교류를 통해 증가한다는 사실이 입증되고 있습니다. 피부가 직접 맞닿으면 더 증가하지만 대화나 식사, 마사지 등 간접적인 접촉으로도 분비됩니다. 사람뿐만 아니라 반려동물과 접촉해도 분비됩니다.

반대로 스트레스나 수면 부족으로 분비되는 것이 '스트레스 호르몬'이라 불리는 '코르티솔'입니다. 피로와 의욕 저하를 부를 뿐 아니라 기초대사가 떨어지는 부정적인 효과를 가지고 있습니다.

무엇보다 코르티솔은 행복 호르몬을 감소시킵니다. 행복은 또 다른 행복을 부르고, 스트레스는 또 다른 스트레스를 부른다는 뜻입니다. 당신은 어떤 순환을 선택하시겠습니까?

㉗ 시력이 약화되면 치매가 올 수 있다

2장에서 뇌와 시력의 관계에 대해 살펴봤듯이 눈은 뇌 활성화에 큰 역할을 하고 있습니다. 눈을 통해 얻은 정보가 뇌에 전달되고, 이를 다른 기관에서 얻은 정보나 이미 축적된 정보와 조합해서 '봤다'는 결과를 얻게 되기 때문입니다. 즉 시각 정보가 있으면 쉽고 효과적으로 뇌를 자극하여 단련할 수 있습니다.

반대로 수많은 연구에서 시력 저하가 치매와 깊은 관계가 있다는 사실이 알려져 있습니다. 그만큼 건강 장수를 위해서도 눈은 소중히 다루어야 합니다.

뇌를 자극하는 시각 트레이닝

• 색칠놀이나 종이오리기 등 많은 색을 하나하나 골라 사용하여 작품을 완성시킨다. 옷을 색깔 맞춰 입거나 메이크업을 해

도 효과가 있다.

- 많은 사람과 만나서 한 명이라도 많은 얼굴과 이름을 외운다.
- 신문과 책을 읽을 때 거꾸로 들어서 보거나, 멀리서 사선 각도로 보는 등 평소와 다르게 변화를 준다.
- 집에 제철 꽃을 장식하거나 들꽃 이름을 외우면서 산책한다.

㉘ 명상은
눈 피로 회복에 좋다

시력 회복의 새로운 접근법으로 '명상'이 주목을 받고 있습니다. 명상은 눈을 쉬게 해줄 뿐 아니라 몸과 마음의 기능을 높이기도 하는 심리요법입니다.

최근 어떤 연구에서는 명상이 스트레스를 가라앉히고 불안감 같은 부정적인 감정을 억누르는 데 효과적이라는 결과를 발표하기도 했습니다.

복식호흡과 긍정적인 사고를 습관화해 '마음의 눈'을 연다면 시력이 실제로 좋아지지는 않더라도 부정적인 효과는 없을 것입니다. 게다가 명상은 언제 어디서나 할 수 있고 돈도 들지 않습니다. 잠시 시간을 내서 생활 속 명상을 실천하여 면역력과 자가 회복력을 기르는 것이야말로 추천하고 싶은 활동입니다.

간단 명상법

① 편안한 곳에 앉는다.

② 등을 곧게 펴고 눈을 감는다.

③ 코로 숨을 가늘게 들이마셨다가 내쉰다.

④ 계속 복식호흡을 하면서 '눈이 좋아진다.'고 상상한다. 또는
   아름다운 경치나 좋아하는 색깔 등 '보는 기쁨'을 떠올린다.

⑤ ③과 ④를 동시에 반복한다.

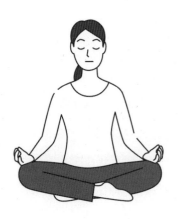

㉙ 첨단 기술의 시력 회복 렌즈

　보통 저하된 시력을 교정할 때는 안경이나 콘택트렌즈를 맞추거나 백내장 수술이나 라식 수술을 하는 등 좌우 시력을 비슷하게 맞추는 것을 전제로 합니다.

　이는 양쪽 눈에서 얻은 시각 정보를 맞추는 것이 대상물과의 거리나 입체적인 형상을 구분하는 데 중요하기 때문입니다. 또한 양쪽 눈의 시력이 똑같이 떨어지는 사람이 많기도 하고, 뇌가 위화감을 느끼지 않도록 하기 위해서이기도 합니다.

　그런데 노안 치료에 주로 사용되는 '모노비전'이라는 방식의 렌즈는 일부러 좌우 도수를 다르게 하여 한쪽을 정시, 다른 한쪽을 근시로 맞춰서 조절합니다. 자세히 설명하기엔 지면이 모자라 생략하지만, 특성상 이 렌즈를 장시간 착용하면 눈에 피로가 쌓이므로 적극 추천하지는 않습니다.

단, 콘택트렌즈나 수술에서 이용하는 인공렌즈로는 큰 효과가 나타난 사례가 다수 보고되고 있습니다. 뇌가 보이는 방식에 익숙해질 때까지 조금 시간이 걸리는 단점은 있지만, 좌우의 눈을 구분해 사용함으로써 가까운 곳이나 먼 곳 모두 잘 볼 수 있는 장점이 있습니다.

최근에는 다초점에 대응하는 원근시 겸용 렌즈가 널리 사용되기 시작했습니다. 중심부에서는 먼 곳이 잘 보이고, 전이영역을 사이에 둔 외각부에서는 가까운 것이 잘 보이는 특수 렌즈입니다.

먼 곳이나 가까운 곳 모두 어려움 없이 볼 수 있게 되면 눈의 피로가 상당히 줄어들고, 어깨나 목이 결리는 증상도 완화될 수 있습니다. 관심이 있다면 안과 의사와 상담해보세요.

㉚ 눈이 젊어지는 주사도 있다

　내면으로부터 눈을 건강하게 하기 위해서 주사나 수액을 이용하는 방법도 있습니다. 그중 하나가 원래는 간 질환 치료약으로 개발된 태반(플라센타) 주사제입니다. 태반의 미용 효과를 일찍이 발견한 저는 주로 해외에서 연구와 보급에 임해왔는데, 약 20년이 지나고서야 드디어 일본에도 알려지기 시작했습니다.

　피부와 근육, 지압 부분에 주사된 태반은 세포의 신진대사를 촉진시키는 동시에 세포를 만드는 원료가 됩니다. 그 결과 피로와 혈액순환 불순, 자율신경의 상태 불량이나 알레르기 반응 등을 해소하여 눈과 피부를 빛나게 해줍니다. 두피에 주사하면 머리카락이 자라는 확률이 높아진다는 이야기는 큰 반향을 일으켰습니다.
　최근에는 영양제나 미용액도 시중에 많이 판매되고 있는데, 그

것은 말이나 돼지 등의 태반과 다른 성분들을 함유한 것입니다. 주사제(의약품)는 엄격한 검사를 거친 국내의 태반 진액을 원료로 하고 있습니다. 신뢰할 수 있는 의료기관에서 후생노동부의 승인을 받은 약을 투여할 것을 추천합니다.

또 주사라고 하면 캐나다에서 개발된 '바이오닉 렌즈'가 화제가 되고 있습니다. 생체 적합성 폴리머로 만들어진 이 렌즈를 생리식염수와 함께 눈에 주사하면 안구에 밀착 고정되어 평생 사용할 수 있다고 합니다. 일본에서는 아직 승인되지 않았지만, 높은 시력 교정력도 자랑하기 때문에 실용화가 더욱 기대됩니다.

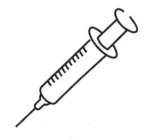

저자들의 비밀습관 5가지

지금까지 안티에이징과 안과 전문의로서 '눈에 좋은 생활습관'을 엄선해서 소개했습니다. 잠시 쉬어가면서 의사들이 비밀리에 오랫동안 실천하고 있는 '건강 습관'을 공개합니다.

1. 식품첨가물을 먹지 않는다

아무리 바쁘고 외식하는 일이 많더라도 배를 60%만 채우도록 노력하고, 식품 첨가물을 다량 포함한 식품은 피합니다. 간식용 견과류나 베이비푸드를 가지고 다니거나, 편의점 메밀국수는 씻어서 먹는 등 음식에 신경을 쓰고 있습니다.

2. 틈틈이 몸을 움직인다

짧은 대기시간을 이용해서 어깨를 돌리거나 눈을 위아래로 돌리면서 평소에 잘 사용하지 않는 근육을 움직여줍니다. 운동습관이 생긴 하야시다 선생님은 새벽에 동네를 뛰고 있습니다.

3. 액정화면에 필터를 붙인다

날이 갈수록 스마트폰과 컴퓨터 화면을 보는 시간이 길어지고 있습니다. 그래서 블루라이트를 차단하는 필터를 모든 액정화면에 붙이고, 보습 기능이 있는 안경을 쓰거나 창문에 자외선 차단 시공을 하는 등 눈을 지키는 아이템을 갖춰나가고 있습니다.

4. 안약은 사용하지 않는다

시중에 파는 안약이라고 해서 모두 나쁜 것은 아닙니다. 단, 방부제나 쓸데없이 많은 성분을 포함하는 제품이 꽤 있습니다. 가장 좋은 안약은 자신의 눈물입니다. 휴식과 눈 깜빡임, 보온은 공짜입니다. 꼭 사용하고 싶다면 무첨가 인공누액을 추천합니다.

5. 목욕 후 쇄골과 목을 냉찜질한다

저는 냉장고에 물을 얼린 페트병을 항상 준비해두고, 목욕하고 나서 쇄골과 목을 냉찜질한 후 잠자리에 듭니다. 갈색 지방세포를 자극해서 기초대사를 높이기 위해서입니다. 또 자기 직전에 목욕하는 일이 많은데, 상승한 체온을 효율적으로 낮춰서 깊은 수면에 들도록 도와주기도 합니다. 무엇보다 상쾌해서 좋습니다!

제7장

—

알아둬야 할
눈의 질병

자가진단이 먼저다

눈 피로와 시력 저하를 느끼면서도 그냥 방치하고 있지 않나요? 아무리 사소한 증상이라도 질병의 신호일 수 있으니 주의를 기울일 필요가 있습니다.

안과를 찾는 환자 중에는 증상이 이미 진행되어 돌이킬 수 없는 상태에 빠진 경우가 적지 않아 안타깝습니다. 눈의 질병은 대부분 조기 발견과 조기 치료로 고칠 수 있으므로 변화가 느껴지면 망설이지 말고 안과를 찾아야 합니다.

우선 각각의 상태 악화나 질병 증상이 있는지 간단하게 자가진단을 해봅시다. 5개 이상 해당하거나 ◇에 표시한 사람은 최대한 빨리 병원에 가보는 것이 좋습니다.

간단하게 자가진단을 해봅시다.

5개 이상 해당하거나 ◇에 표시한 사람은
최대한 빨리 안과에 가보세요.

- □ 40세 이상이다.
- □ 대사증후군이 의심되거나 또는 진단을 받았다.
- □ 흡연한다.
- ◇ 사물이 일그러지게 보일 때가 있다.
- ◇ 갑자기 잘 안 보일 때가 있다.
- □ 어깨가 심하게 결리거나 두통이 있다.
- ◇ 구토가 올라온다.
- □ 혈압이 높은 편이다.
- □ 과거에 눈 수술을 받은 적이 있다.
- □ 채소를 싫어한다.
- □ 컴퓨터나 스마트폰, 텔레비전 등 액정화면을 보는 작업이 많다.
- □ 고도근시이다.
- ◇ 검은 눈동자 주변이 자주 충혈된다.
- ◇ 중심부가 잘 보이지 않을 때가 있다.
- □ 낮과 밤의 시력이 많이 다르다.
- □ 스트레스를 심하게 느낄 때가 있다.
- □ 눈 안쪽이 아플 때가 있다.
- □ 스테로이드 약을 2주 이상 복용하고 있다.
- □ 당뇨병 진단을 받았다.
- □ 눈부심이 부쩍 심해졌다.
- ◇ 시야에 작은 실줄이나 부유물이 보일 때가 있다.
- ◇ 흐릿하게 보인다.
- □ 이유 없이 눈물이 난다.
- □ 불규칙한 생활을 하고 있다.
- ◇ 자주 눈곱이 낀다.

근시

가까운 곳은 보이고, 먼 곳은 잘 보이지 않는 굴절 이상

체크

- [ ] 가족 중에 고도근시를 가진 사람이 있다.
- [ ] 하루에 2시간 이상 액정화면을 본다.
- [ ] 비 오는 날이나 밤에는 특히 잘 보이지 않는다.
- [ ] 먼 곳에 있는 상이 흐릿하게 보인다.

망막보다 앞쪽에 초점이 맞는 굴절 이상을 말합니다. 안축(眼軸)의 길이가 지나치게 긴 축성 근시와 각막과 수정체의 굴절력이 지나치게 강한 굴절성 근시가 있습니다.

발병 원인은 정확히 알려져 있지 않지만, 유전과 생활습관이 큰 요인일 것으로 생각됩니다. 장시간의 근거리 작업이나 어두운 곳에서 독서하는 습관 등 망막 주변의 치매를 진행시키는 환경 요인도 들 수 있습니다.

대처법

우선 안과에서 진찰을 받아보세요. 병적 근시가 아니라면 안경이나 콘택트렌즈, 점안이나 수술로 교정할 수 있습니다. 안구 트레이닝도 시도해보세요.

원시
먼 곳도, 가까운 곳도 잘 보이지 않는 굴절 이상

체크

☐ 가까운 곳도, 먼 곳도 선명하게 보이지 않는다.
☐ 가까운 곳을 계속 봐야 하는 작업을 오래 하지 못한다(매우 피곤해진다).
☐ 스트레스를 심하게 느낄 때가 있다.
☐ 다른 사람보다 집중력이 떨어진다고 생각한다.
☐ 하나의 물건을 봤을 때, 한쪽 눈만 눈동자 위치가 안쪽으로 쏠린다.

　　망막보다 뒤쪽에 초점이 맞는 상태를 말합니다. 원시의 경우, 가까운 거리나 먼 거리 모두 초점을 잘 맞추지 못해 사물을 봐도 쉽게 피로를 느끼는 특징이 있습니다. 소아기에는 초점 조정력이 강하기 때문에 내사시로 보이는 경우도 있지만, 이상이 발견되지 않는 경우도 있습니다. 아쉽게도 원인은 아직 밝혀지지 않았습니다.

대처법

적당한 휴식을 취하고 고도원시까지 진행되지 않도록 안구 트레이닝으로 진행을 늦추세요.

난시
초점을 한 곳에 맞추지 못하는 굴절 이상

체크

☐ 거리와 상관없이 물체가 겹쳐 보이거나 번져 보인다.
☐ 어두운 장소에서는 특히 선명하게 보이지 않는다.
☐ 대화 중 상대방의 표정이나 빗속 도로표지판 등을 읽기 어렵다.
☐ 안경이나 콘택트렌즈를 껴도 시력이 교정되지 않는다.
☐ 형태가 비슷한 글자나 숫자를 잘못 읽는 경우가 있다.

각막이나 수정체, 드물게는 망막 등의 변형으로 초점이 두 곳 이상 맞거나, 또는 한 곳도 맞지 않는 것을 말합니다. 각막과 수정체 등이 태생적으로 변형된 경우가 많은데, 눈을 가늘게 뜨거나 엎드려 자서 각막을 압박하는 것이 원인인 경우가 있습니다.

─────────「 **대처법** 」─────────

스트레스나 눈 피로를 방치하지 마세요. 안경, 콘택트렌즈 외에 교정수술, 증상이 심한 경우에는 각막 이식으로 교정할 수 있습니다.

안정피로

눈의 피로가 진행되어 신체 증상까지 나타난 피로

체크

☐ 눈이 계속 피곤하고 침침하고 흐릿하게 보인다.
☐ 생활이 불규칙하다.
☐ 눈이 자주 아프거나 충혈되거나 이유 없이 눈물이 난다.
☐ 두통과 현기증, 구토 증상이 있다.
☐ 어깨 결림과 목 결림, 무기력함을 만성적으로 느낀다.

눈의 피로가 오랫동안 쌓여 두통과 구토, 어깨 결림이나 자율신경실조증 등의 신체 증상까지 나타난 '심각한 피로'를 말합니다. 안구건조증이 나타나는 경우도 있습니다. 안경이나 콘택트렌즈가 자신과 맞지 않은 부적절한 교정도 원인이 됩니다.

― 대처법 ―

생활습관을 개선하고, 눈 트레이닝을 해주세요. 안경과 콘택트렌즈가 자신에게 맞는지 확인해보세요.

안구건조증

눈을 지키는 눈물에 이상이 생겨 무방비한 상태

체크

- [ ] 눈에 통증, 가려움, 경련, 이물감이 있다.
- [ ] 눈이 자주 건조하다.
- [ ] 액정화면을 오랫동안 보는 작업을 많이 한다.
- [ ] 눈이 충혈되고 침침하며, 시력 저하를 느낀다.
- [ ] 빛이 눈부시게 느껴진다.

무언가에 오랫동안 집중함으로써 눈을 깜빡이는 횟수가 줄고 눈물이 증발하기 쉬워져 눈의 보호 기능이 상실된 질병 형태를 말합니다. 증상이 진행되면 각막 상피 장애를 일으키고, 시력 저하도 나타날 수 있습니다. 노화로 인한 눈물 감소에 더해 콘택트렌즈의 남용이나 장시간의 업무, 에어컨에 의한 건조도 원인이 됩니다.

대처법

생활 개선과 조기 치료가 중요합니다.

망막박리
필름이 벗겨져 실명 위험

체크

☐ 시야가 번쩍이고, 시야의 일부가 보이지 않는다.
☐ 눈 안이 반짝반짝 빛나는 느낌이 든다.
☐ 물체가 일그러져 보인다.
☐ 시력이 나빠졌다.
☐ 눈이나 그 주변을 부딪치거나 맞은 적이 있다.

안구 안쪽의 벽에 도달한 빛을 시신경에 전달하는 망막이 박리되는 병입니다. 통증이 없어 알아채기 어려운데, 방치한 상태에서 진행되면 실명에 이를 수도 있습니다. 노화와 당뇨병, 망막증 등의 질병 외에 머리나 안구의 충격도 원인이 됩니다. 근시에서 안구가 커지기 때문에 망막도 늘어날 위험이 높아집니다.

(대처법)

조기라면 레이저 조사로 끝나지만, 진행된 상태라 유리체 등을 수술할 필요가 있습니다. 일단은 서둘러 의료기관을 찾아 정확한 진단을 받아보세요.

노안
노화로 인한 초점 조절 기능의 저하

체크

- [ ] 40세 이상이다.
- [ ] 메일이나 책의 활자를 읽는 것이 꺼려진다.
- [ ] 근시용 안경과 콘택트렌즈를 끼고 있으면 가까운 곳을 보기 어렵다.
- [ ] 어두운 곳에서 갑자기 시력이 떨어진 느낌이 든다.
- [ ] 두통, 어깨 결림, 눈의 피로가 부쩍 심해졌다.

　노화현상 중 하나입니다. 수정체의 유연성과 탄력성을 잃음으로써 초점을 조절하는 힘이 약해져 가까운 곳을 보기 어려워지는 증상입니다. 계속 무리하면 두통 등의 신체 증상도 나타납니다.

　당뇨병이나 고혈압 등의 성인병이 노안을 앞당긴다고도 합니다. 고령화와 눈을 혹사시키는 환경 등에 의해 앞으로 한층 더 사회 문제가 될 것으로 보입니다.

───────(대처법)───────

식습관과 운동, 불규칙한 생활을 점검해봅시다. 되도록 빨리 눈 트레이닝을 시작해서 진행을 늦추세요.

초점 조절이 정상인 경우

가까운 거리의 사물을 볼 때는 모양체근이 수축되어 수정체를 지탱하는 모양체 소대가 이완된다. 수정체가 두꺼워져서 망막에 초점이 맞는다.

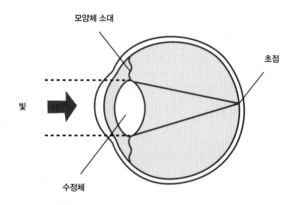

노안이 되었을 때

나이가 들면 모양체 소대가 이완되어도 수정체가 딱딱하기 때문에 두꺼워지지 않고 초점도 맞지 않는다.

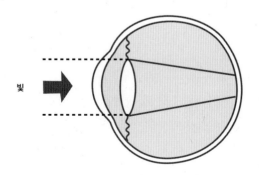

백내장

노화로 수정체가 탁해져서 잘 보이지 않는다.

체크

☐ 밝은 장소에서 시야 전체가 흐려진다.
☐ 빛이 눈부시게 느껴진다.
☐ 어두운 곳에서는 특히 보기 어렵다.
☐ 노안경을 써도 잘 보이지 않는다.
☐ 스테로이드 약을 장기 복용하고 있다.

나이가 들면서 수정체가 하얗게 탁해지고 시력이 약해지는 것을 말합니다. 외부에서의 빛이 안저에 제대로 전달되지 않아 명암 차이가 줄어듭니다. 노화 외에 선천성과 외상성이 있으며, 그 밖에도 당뇨병이나 아토피성 피부염, 방사선, 스테로이드 약 등 다양한 원인과 종류가 있습니다.

대처법

초기라면 점안제로 진행을 늦출 수 있지만, 진행되면 수정체 재건술 같은 수술 치료가 필요합니다.

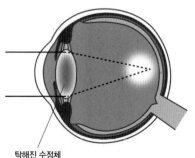

탁해진 수정체

비문증·광시증

먼지? 벌레? 불꽃? 실제로는 없는데 보인다!

체크

- ☐ 흰 벽이나 밝은 하늘 등을 봤을 때 검은 부유물이 보인다.
- ☐ 실줄 모양의 먼지나 반투명한 링이 눈앞에 아른거린다.
- ☐ 눈을 감고 있거나 어두운 곳에 있을 때도 빛이 번쩍거린다.
- ☐ 시야의 일부가 보이지 않을 때가 있다.
- ☐ 최근 눈이나 머리를 강하게 부딪친 적이 있다.

유리체막의 박리나 망막열공, 포도막염 등의 질병에 의해 일어나는 비문증(飛蚊症)은 모기가 날아다니는 듯한 검은 점이나 선이 눈 속에서 보이는 증상입니다. 노화에 의해 유리체가 위축되거나 활성산소가 과잉 증가한 것이 주 원인입니다. 어두운 곳에서도 빛이 아른거리는 광시증(光視症)이 같이 생긴 경우에는 최대한 빨리 안과를 찾아 진찰을 받으세요.

─────── 대처법 ───────

두 눈에서 동시에 증상이 나타나는 경우에는 망막박리 초기일 가능성이 높으므로 조기 진단이 중요합니다.

가령황반변성
망막 중심부의 노화 변화

체크

☐ 시력이 급격하게 나빠졌다고 느낀다.
☐ 시야의 중심부가 어두워지거나 보이지 않는다.
☐ 사물이 일그러지게 보인다.
☐ 50세 이상이며, 흡연 습관이 있다.
☐ 야외에서 활동하는 일이 많다.

망막의 중심 부분인 황반부가 노화에 따라 위축되는 '위축형'과 망막 바로 아래에 발생한 신생 혈관에서 빠져나온 수분이 황반부를 압박하는 '삼출형'이 있습니다. 위축형은 진행 속도가 느리지만, 삼출형은 출혈을 일으켜 급격한 시각장애도 나타납니다.

대처법

치료로 어느 정도 회복되지만, 눈의 성인병이라고도 불리는 질병이므로 편식이나 흡연을 하지 않는 등의 예방책이 필요합니다.

중앙의 검은 점을 가만히 쳐다보세요.
가령황반변성이면 중심이 보이지 않거나 변형되어 보이기도 합니다.

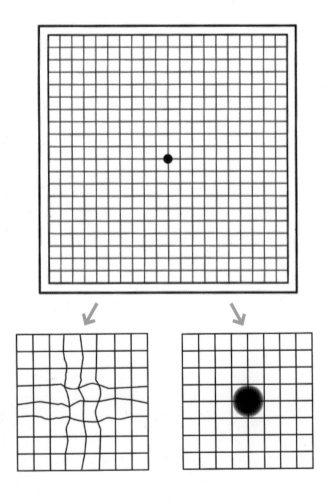

녹내장

높은 안압으로 시신경이 압박되어 나타나는 시신경 장애

체크

- ☐ 오탈자가 많아졌다.
- ☐ 낮에도 시야가 어둡게 느껴진다.
- ☐ 눈의 안쪽 통증과 두통이 있다.
- ☐ 눈이 쉽게 피곤해진다.
- ☐ 시야가 좁게 느껴진다.

안압 상승으로 시신경이 압박되어 시야가 좁아지는 질환입니다. 일본인의 녹내장은 70%가 정상 안압으로 나타나고 있어 그 메커니즘은 아직 밝혀지지 않았습니다. 안압을 조절하는 '안방수'를 원활하게 배출하는 것도 예방책으로 삼아야 합니다.

─────────(대처법)─────────

약, 레이저, 수술 중 하나로 치료하지만 원래 상태로 되돌릴 수 없으므로 조기 발견이 중요합니다.

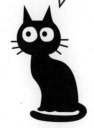

눈 건강을 지키기 위해서는 언제, 어떤 의사를 찾아야 할지 알아봅시다.

제8장

안과 병원과 의사를 고르는 방법

1년에 한 번은 안저검사를 받자

최근 안과의 치료 기술과 검사 기기는 놀라운 속도로 진보하고 있습니다. 예전에는 30분 이상 걸렸던 안저검사도 지금은 무산동 카메라로 몇 초면 촬영이 끝납니다. 통증도 없습니다.

안저검사를 통해 인체 중 유일하게 밖에서 볼 수 있는 '망막 혈관'과 초기에는 자각 증상이 없는 녹내장을 발견할 수 있는 '시신경 유두 소견' 등을 알 수 있습니다.

이 망막 혈관 소견으로는 망막박리나 안저 출혈과 같은 안저부의 이상 외에 다음과 같은 질병의 진행 상태까지 알 수 있습니다. 조기에 발견하면 치료할 수 있는 질병도 많으므로 꼭 정기적으로 건강검진을 받아볼 것을 추천합니다.

• 가령황반변성

- 백내장
- 망막 또는 동맥정맥분지폐색증
- 유리체 혼탁
- 망맥락막변성
- 고혈압
- 당뇨병
- 동맥경화
- 뇌종양
- 망막염

건강검진 외에 눈이나 시력에 불안을 느꼈을 때는 가능한 한 빨리 안과를 찾아 진찰을 받으세요. 근시나 원시, 난시, 노안 등의 굴절 이상은 질병이 아니지만, 자신이 그렇게 생각하는 것일 뿐 사실은 무서운 질병이 숨어 있을지도 모릅니다.

더군다나 일상생활에 지장이 있거나, 통증이 있거나 시야에 이상이 느껴지면 망설이지 말고 진찰을 받아 불안을 없애는 것이 중요합니다. 문제가 없으면 그만이니까요.

평소에 시력을 재고 있으면 변화를 빨리 알아챌 수 있습니다. 시력검사표가 없더라도 정해진 자리에서 사물이 얼마나 보이는지

정점 관측 포인트를 만들어두면 좋습니다.

조심해야 할 것은 한 눈씩 시력을 측정해야 한다는 것입니다. 눈이나 뇌는 자동 보정력이 있어 한쪽 눈만 시력이 떨어지면 양쪽 눈을 다 사용하는 시력 검사로는 쉽게 알아채기 어렵습니다.

그리고 의외로 모르는 사람이 많은데, 안경이나 콘택트렌즈를 맞출 때는 반드시 안과에서 검진을 받아야 합니다.

부끄러운 얘기지만 내과의사인 제 아버지도 한때는 천원숍 노안경이 가장 잘 맞는다며 매일 아침 신문을 볼 때마다 사용하셨습니다. 가성비는 인정하지 않을 수 없지만, 자칫하면 노안이 진행되거나 안정피로를 일으키는 등 큰 위험이 뒤따릅니다. 이런 노안경은 긴급용 정도로만 사용해주세요.

기본적으로 안경이나 콘택트렌즈는 의사의 처방을 받아 만들어야 합니다. 눈에 질병이 있으면 아무리 좋은 안경을 껴도 제대로 된 시력이 나오지 않기 때문입니다. 또 안경과 콘택트렌즈는 생활환경, 목적, 취향 등 다양한 개인차를 고려해서 만들지 않으면 정확하게 맞춰지지 않습니다. 다초점 렌즈나 소아용 시력교정 렌즈(MC) 등 취급점이 한정된 제품도 있습니다.

그 밖에 라식이나 렌즈삽입술로 대표되는 레이저나 고주파, 초음파 등을 사용한 최신 치료로 개선하는 방법도 있습니다.

주치의를
선택하는 방법

　치료방법이 다양화되면서 안과의사의 종류도 다양해졌습니다. 그런 만큼 환자 입장에서는 어떤 안과에서 진단을 받아야 할지 망설여질 것입니다.

　최종적으로는 의사와의 신뢰가 가장 중요하므로 이해할 때까지 친절하게 설명해주는 의사(병원) 등 신뢰할 수 있는 곳을 고르세요.

　하나의 기준으로 '전문의' 자격이 있습니다. 이는 안과학회에 소속된 의사 중에서도 임상 경험과 검사 기술능력, 수술 증례수와 같은 꽤 까다로운 조건과 인정시험을 통과한 안과의에게 주어지는 자격입니다.

　상담 내용에 따라서는 수술을 하는 병원인지도 판단 기준이 될 것입니다. 대학병원 등은 제외하고, 지역의 안과 병원이 위험을 수반하는 외과 수술을 하기 위해서는 그만한 기술과 지식, 설비 등이 갖춰져 있어야 합니다. 또한 나날이 진화하는 안과 의료에서 새로운 기술을 도입한다는 것은 공부를 꾸준히 하고 있다는 증거이기도 합니다. 이런 병원에서는 2차 소견에도 적극적으로 대응해 줄 것입니다.

맺음말

"눈은 마음의 거울이다."라는 맹자의 말은 오래전부터 많이 인용되어왔습니다.

안과 세계에서는 이와 유사한 '눈은 몸의 거울'이라는 조어가 자주 사용되고 있습니다. 눈을 자세히 관찰하면 그 사람의 신체 건강과 질병, 혈관 상태까지 알 수 있기 때문입니다. 그리고 눈이 건강하면 온몸에 젊음과 활력이 넘쳐 기분도 덩달아 밝아집니다.

그런데 눈의 소중함을 알면서도 소중하게 다루지 않는 사람이 많습니다. 디지털 사회, 장시간의 노동, 조기 교육, 스트레스 사회, 게다가 오존층 파괴도 심각합니다.

하루 1분 눈 트레이닝은 매일 조금씩 눈 건강을 좋게 해주는 습관입니다. 당신의 소중한 눈과 누군가에게 소중한 존재인 당신이 더 건강해지기를 진심으로 바랍니다.

스마트폰
사용자를 위한
시력
강화
운동

초판 1쇄 인쇄 2019년 2월 21일
초판 1쇄 발행 2019년 2월 28일

지은이 히비노 사와코
감수자 하야시다 야스타카
옮긴이 장인주

발행인 장상진
발행처 경향미디어
등록번호 제313-2002-477호
등록일자 2002년 1월 31일

주소 서울시 영등포구 양평동 2가 37-1번지 동아프라임밸리 507-508호
전화 1644-5613 | **팩스** 02) 304-5613

ISBN 978-89-6518-293-1 13510